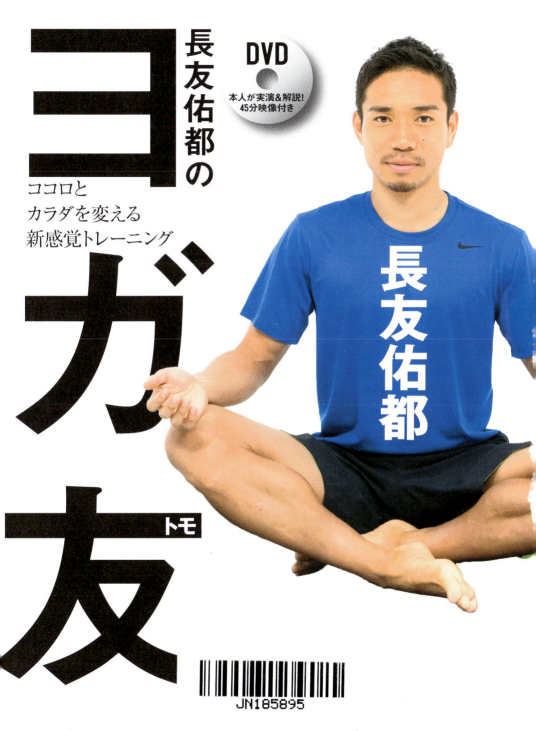

# 長友佑都の
# ヨガ友《トモ》

ココロと
カラダを変える
新感覚トレーニング

DVD
本人が実演＆解説!
45分映像付き

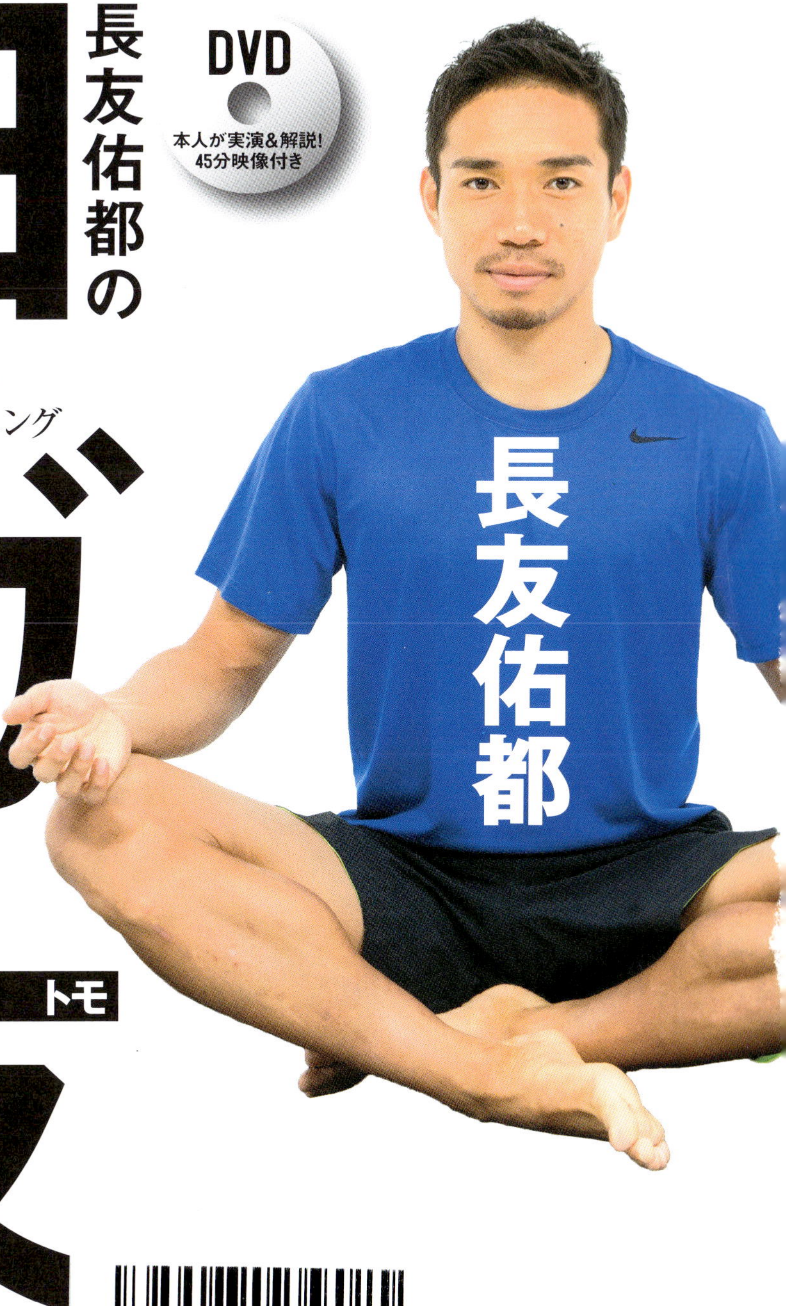




飛鳥新社

# はじめに

寝る前に5分から10分、あぐらを組んで、目をつぶる。
そして、呼吸だけに意識を集中させる。
これが、僕の日課です。
たったこれだけの瞑想を続けるだけで、ネガティブ思考や雑念がゆっくり消えていく。
心が静まり、澄み渡った気持ちに変わる。
こんな体験を毎日しています。

ヨガと出会って、僕の人生は劇的に変わりました。

アスリートと言えど普通の人間ですから、体は年齢とともにかたくなります。
僕も最初は、本書で紹介するヨガをまったくできませんでした（驚くほど！）。
けれど続けるうちに、体は以前より柔軟になり、動きにキレが増し、
あきらかに練習中や試合中のパフォーマンスが向上したのです。

さらには、「ブレない心」も手に入れました。
僕たちの心には「過去への後悔」や「未来への不安」がとりとめもなく現れ、いつも思考の邪魔をしてきます。
しかし、ヨガに取り組むことで、それらの雑念から解放されます。
プレー中には感覚が研ぎ澄まされ、集中力が上がりましたし、私生活でもシンプルに、楽に、物事を考えられるようになりました。

――カラダとココロ、どちらにも効いて、誰でも簡単にできる――
その事実に気づき、長友佑都のヨガ「ヨガ友《トモ》」を多くの方々に伝えたいと思い、本書を出版することに決めました。

僕が、サッカー日本代表のメンバーにヨガ教室を開いたことを、知っている読者も多いかもしれません。初めてお話しますが、余興のようにみえて、実際は軽い気持ちで教えたわけではないのです。
彼らもまた、1日1日生き残りをかけて勝負している選手たち。
ですから、僕自身が心の底から「役に立つ」「優れている」と確信していることでないと、気安く教えたりはできない。

逆に言えば、僕はそれだけ「ヨガ友」の可能性に、自信をもっています。
肩こりや腰痛、スマホ首で困っている。猫背などの姿勢の悪さが気になる。
ダイエットしたい。不眠やストレスに悩んでいる。
仕事で成果を上げたい。感情をうまくコントロールしたい。
「ヨガ友」は、誰もが抱えるそれらの悩みを解決できる大きな力を秘めています。

体幹トレーニングやストレッチ、瞑想などもミックスしている「ヨガ友」は
正統なヨガではないかもしれません。ですが、それでＯＫだと思っています。
ヨガのようでいてヨガではない、
新しいセルフマネジメントの形とも言える「ヨガ友」を、
ぜひ試してみてください！
きっと、あなたの心と体のどちらにも良い変化がおとずれ、
人生さえも変わっていくはずです！

長友佑都

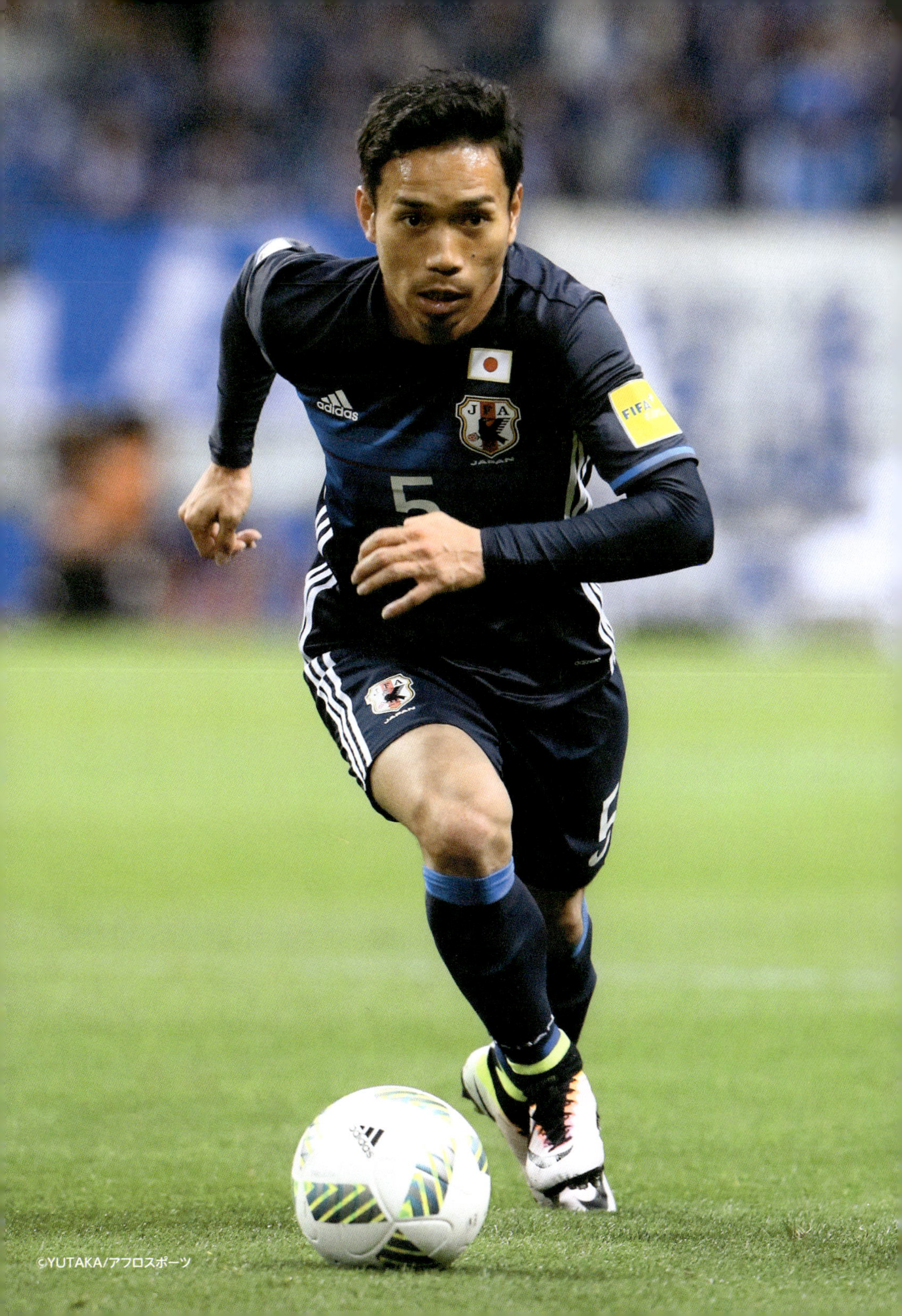
adidas
JFA
5

# 長友佑都のヨガ友《トモ》

～ココロとカラダを変える新感覚トレーニング～

## 目次



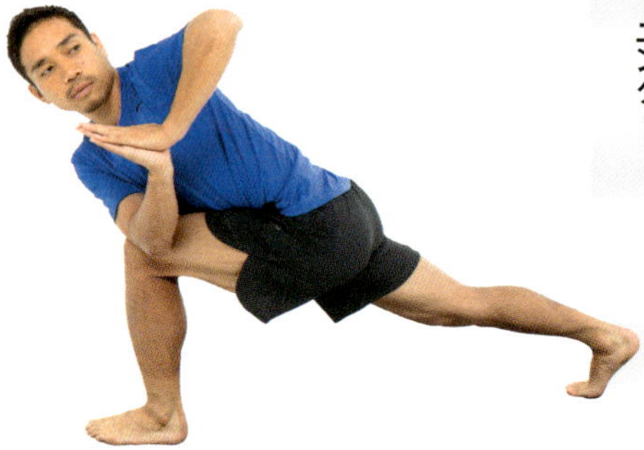

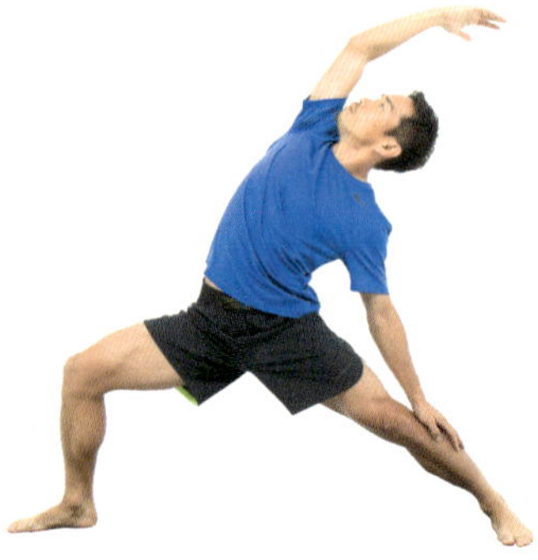

# 本書の見方

PART3（37〜104ページ）では40のヨガ友ポーズを、
PART4（105〜118ページ）では21のプログラムを紹介。
付属DVDと合わせて活用しましょう。

## PART3の見方

**呼吸**
呼吸と動作を合わせるときは、「吸う」「吐く」と表示。体を伸ばすときに吸い、縮めるときに吐きましょう。「自然呼吸」は自分のペースでゆっくりと。「吸う／吐く」と併記した場合、「自然呼吸」よりも強く呼吸を意識し、同じペースで続けましょう。いずれの場合も「呼吸を止めないこと」が大切です。

**効能アイコン**
どんな悩みに効くか表示。42ページの「一覧表」と対応。

**時間・回数**
どの程度行うのかの目安です。自分なりにアレンジしていってもOK。

**星・三日月マーク**
長友佑都オリジナルのポーズは⭐マーク、アレンジしているポーズは🌙マークで示しています。（無印は一般的なヨガ）

**スタートポジション**
ページ内のヨガを始めるための構えを表示しています。

**動作の順序**
ヨガを行う順番（数字）と動き方（矢印）がわかります。

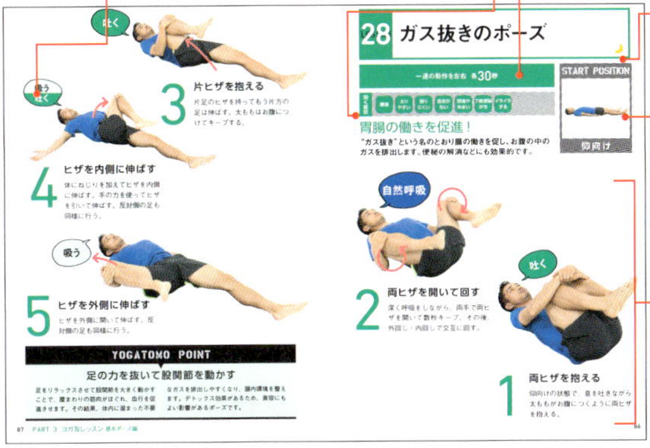


## PART4の見方

**内容と時間**
どんな体の悩みや不調を改善できるヨガかがわかります。プログラムひとつを行う時間の目安も表示しています。

**おすすめポーズ**
効率よく症状を改善するためのヨガ友ポーズを、組み合わせています。

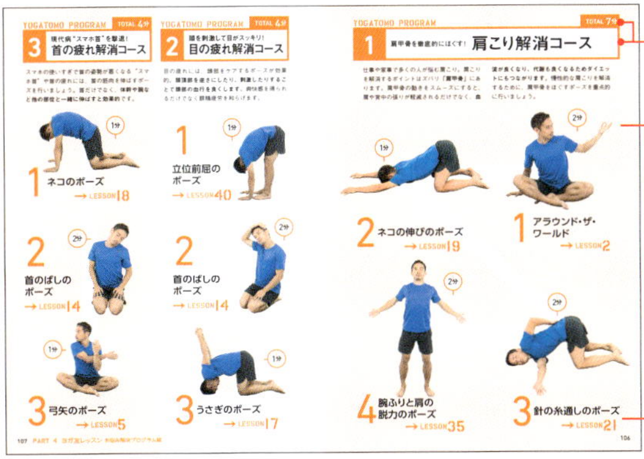


**CAUTION**

**ヨガを行う際の注意**
ヨガの動作による事故や故障の責任は負いません。絶対に無理せず、適度に休憩・水分補給をしながら、気持ちいいと感じる範囲で行いましょう。

# DVDの使い方

**DVDを再生すると、**
**本書のPART3（37〜104ページ）と**
**PART5（119〜125ページ）のヨガ友映像が観られます。**

## メインメニューの見方

DVDの映像は約45分間。長友佑都からのメッセージも観たい人は、「ALL PLAY」ですべて順番に再生しましょう。

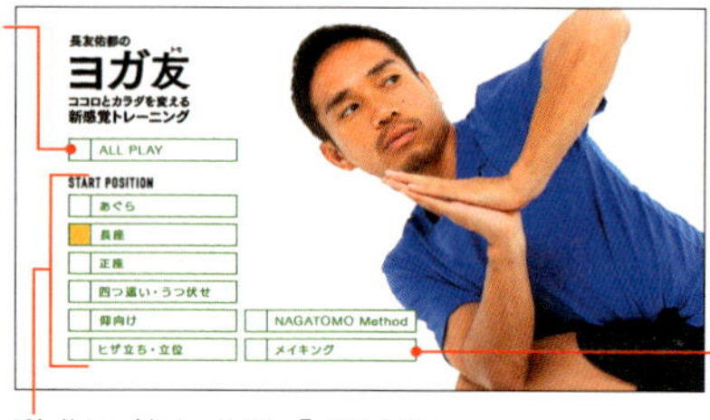


動作を始める形「START POSITION」ごとに映像を観られます。

### 特典映像も！

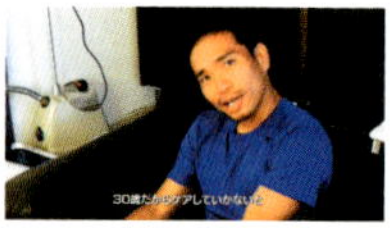

長友佑都を追った特典映像「メイキング」です。撮影現場の臨場感が味わえます！

## ヨガ友DVD映像画面

**ポーズ名**
本書と同じレッスン番号と名前が入っています。

**効能**
再生中のヨガ友が、どのような症状の改善に期待できるかがわかります。

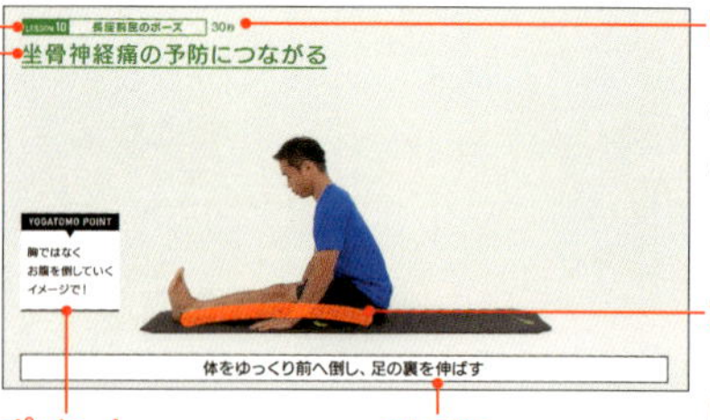

LESSON 10
30秒
坐骨神経痛の予防につながる
YOGATOMO POINT
胸ではなく
お腹を倒していく
イメージで！
体をゆっくり前へ倒し、足の裏を伸ばす


**ポイント**
効率よく行うためのコツや注意点が表示されます。

**動き方**
ヨガ友の動き方がわかるように、説明が表示されます。

**時間・回数**
どの程度行うのかの目安です。アレンジしてOKです。

**意識するところ**
オレンジ色の部分の筋肉を伸ばしたり、関節を動かしたりしています。

CAUTION

**DVD使用上の注意**

- この製品はDVDビデオです。必ず対応するDVDプレイヤーで再生してください。PCやゲーム機など一部の端末では再生できない場合があります。
- DVD再生時の事故や故障の責任は負いません。健康に注意して行ってください。
- DVDに収録された映像や内容はすべて、権利者に無断での複製・転売・インターネット配信・放送・上映・レンタルすることは、法律で禁じられています。
- 【図書館のかたへ】このDVDは映像などの著作物を含むため、図書館およびそれに準ずる施設においては、館外への貸し出しをお断りします。

# PART 1

# なぜヨガ友はすごいのか

ヨガは僕の人生を大きく変えました。ただ、最初は皆さんと
同じく「物は試しに」くらいの感覚だったのです。
そんな僕が、なぜ真剣に取り組むようになったのか。
また、そこから誕生した「ヨガ友」とは何か、
心と体にどんな変化をもたらすのか、お伝えしていきます。

# 僕とヨガとの出会い

僕のサッカー人生は、まさにケガとの戦いでした。大学時代は椎間板《ついかんばん》ヘルニアと腰《よう》椎《つい》分《ぶん》離《り》症《しょう》で苦しみ、走れない時期がありました。そして、高校時代からの肩の脱臼。これは脱臼癖になり、その後も何回も苦しめられています。

２０１４年のドニプロ戦の最中も、シュートをしたときにゴールキーパーと激突して肩から地面に落ち、右肩を脱臼してしまいました。これで脱臼は４回目です。医師は手術を勧めましたが、僕は一刻も早く戦列へ復帰したかったので、手術をしないことにしました。そんなとき、母が「ヨガをやってみたら？」と勧めてくれたのです。

「ヨガ？」

僕の頭の中では、ヨガは「女性がやるもの」「スピリチュアルでちょっと怪しい」「トレーニングには向かない」と考えていました。でも、そのときはまたいつ肩を脱臼するのかが心配で、「とにかく何でもやってやろう」と思ったのです。

内心、「ヨガなんて楽勝だろう」と思いながら母と一緒にレッスンに行くと、他の生徒さんが軽々やっているらしきポーズを、自分はまったくとれないことに気づかされました。つまり、体がガチガチにかたいということ。この本で紹介しているポーズも、最初のころはまったくできなかったのです。これは衝撃でした。
ところが、ヨガを始めて3か月ぐらい経つと、**あきらかに体が変わってきました。**苦労していたポーズもとれるようになり、体がどんどんやわらかくなっていったのです。上半身、とくに肩まわりはガチガチだったのですが、**筋肉がほぐれて羽が生えたように軽くなりました。**さらに、関節の可動域も広がった。それにつれて動きにキレが出るようになり、**パフォーマンスが上がったのです。**

２０１５年は、クラブが僕を放出するのではないかという報道もありました。それを見ても、僕は焦らず腐らず、「自分がすべきことをやろう」とヨガや体幹トレーニングなどをひたすら続けました。その結果、秋にはスタメンに復帰できたのです。

そのころになると、試合中に「またやったか？」と思うぐらいに激しく体がぶつかっても、ケガをしなくなっていました。ケガをしたとしても、戦線を離脱するような大きなケガにはなりません。それもヨガの効果だと確信しています。

何よりビックリしたのは、**メンタル面まで変化**したことです。

きっと、以前の僕だったら、ベンチに座っているときに「みんなは活躍しているのに、自分は何もしていない」と落ち込んだり、イライラしていたはず。それが、不思議なぐらいに冷静に試合を見守り、自分の出番に備えられるようになったのです。

そのころから、僕は「この素晴らしいヨガの効果をみんなに知らせたい」と考えるようになりました。

ただ、僕もヨガの達人ではありません。首の後ろで両足を組むような、アクロバティックなポーズなんて、絶対にできない。そこで考え出したのが、ヨガと体幹トレーニングとストレッチをミックスし、誰にでも簡単にできる、オリジナルの「**ヨガ友《トモ》**」なのです。

## ヨガ友で「しなやかな筋肉」を手に入れる

僕はヨガ友で「しなやかな筋肉」を手に入れました。

そして、これは皆さんも、**老若男女を問わず誰でも手に入れることができるのです。**

普通の筋トレや僕が続けている体幹トレーニングは、筋力を高めることで強さを養います。確かに、筋肉の鎧で強靭な体はつくれます。けれども、いつのまにかしなやかさは失われていたのです。体の柔軟性がなくなると、筋肉の可動域が狭まります。そうなると動きもかたくなるし、ケガも増える。世界トップクラスのプレイヤーであるメッシ選手やネイマール選手は上半身がやわらかく、ドリブルしているときもクネクネするような感じで動いています。
そういう柔軟な動きは、しなやかな筋肉でないとできません。僕はヨガを通して、**やわらかくてしなやかな、本当に強い筋肉**のつくりかたを学んだのです。
もちろん、それまでやってきたトレーニングも重要です。そこで、体幹トレーニングとヨガを組み合わせることにしました。これなら筋力を強化しつつ柔軟性を保ち、**今までのトレーニングにはない効果を生み出せます**。
体格に恵まれなかった僕だからこそ生み出せたヨガ友。ヨガをするのは恥ずかしいと思う男性でも、ヨガ友ならきっと受け入れられるはずです。

そこで、僕はヨガ友をチームメイトに教えることにしました。
まず日本代表が集まる合宿の休み時間に、香川真司《かがわしんじ》や岡崎慎司《おかざきしんじ》、清武弘嗣《きよたけひろし》を誘って、ヨガ友教室を開きました。廊下にシートを敷いて、みんなでヨガのポーズをとっている動画をインスタグラムにアップしたところ、「自分もやってみたい！」という声が殺到したのです。
サッカー選手以外の、普段デスクワークをしている人たちにもヨガ友をやってもらったところ、

**「肩こりと背中の張りがなくなった！」**
**「ぎっくり腰っぽくなっていたのが楽になった！」**
**「不眠気味だったのに、試したその夜から熟睡できました」**
と大好評でした。

考えてみれば、アスリートでなくても、多くの人は仕事でも日常生活でも同じ動作を繰り返し、同じ筋肉を酷使しているのです。**しなやかな筋肉が必要なのは、みんな同じ。**むしろ運動不足になりやすいので、体のメンテナンスが必要なのはアスリート以上でしょう。

## ヨガ友でココロに「柱」ができる

サッカーでは、試合に出られるのは11人だけ。毎年のようにメチャメチャ才能がある選手が入ってきます。レギュラーの座を取れたり取れなかったりするのは、当たり前。そのたびに動揺していたら、試合にも練習にも集中できません。だから**生き残る選手はみんなハートが強いのです。**

「なんで僕を選んでくれないんだ」という苛立ち。

「僕よりもあの選手のほうがいいプレーをしている」という焦り。

「結果を出せなければどうしよう」という不安――。

僕はよく「メンタルが強い」と言われますが、実を言うと常に弱い自分と戦ってきました。人と自分を比べることもあれば、人からの評価が気になることもある。ナーバスになりすぎて、それがプレーにも出てケガにつながったこともあります。そして、そんな自分の未熟さに、さらに自己嫌悪に陥ってしまうのです。

そんな僕も、歳を重ねるにつれて**「とらわれる心」が徐々に小さくなっていきました。**多くの選手と出会い、いろいろな経験をして、心の中に「柱」ができてどんなことでも受け入れる余裕ができていったのでしょう。

**その柱はヨガ友を始めてから、さらに太くしっかりしました。**

世界一のサイドバックになりたい。僕はずっとそう公言してきました。それは僕自身のサッカー人生のゴール（目標）で、30歳の今、その想いはいっそう強くなっています。

その目標に達するために、今自分は何をすべきなのか。試合に出られようと出られまいと、やるべきことはひとつだけ。いつでも試合に出られるように、心も体もしっかり準備しておくことです。

今までの僕は枝葉《えだは》にとらわれていて、あちこち寄り道していた気がします。それが、ヨガ友を始めてからこのゴールに向けて**柱**がしっかり立ち、黙々とゴールへの道を進んでいくしかないと、覚悟が生まれたのです。それからは、ネガティブな出来事が降りかかっても、ポジティブな出来事があっても、**感情に振り回されなくなりました。**

２０１６年の10月、ロシアW杯の最終予選のために僕は日本に戻ってきました。ところが、対イラク戦では出番はなく、オーストラリア戦に向けての練習の最中に脳震《のうしん》盪《とう》を起こして戦線離脱。

もちろん、試合に出たかったし、出られないのは悔しかった。けれども、今自分がすべきことは、チームのみんなを応援することだと心の底から思えたのです。

それは**「今ここ」に集中できるようになった**ということです。ベンチで「オレを出してほしい！」とイライラしていたら、心がここにはないことになります。そんな気持ちのまま途中で投入されても、体がどこまで動けていたのか。心と体はつながっているので、心が乱れていたら最高のパフォーマンスは発揮できません。

**しなやかな筋肉と、しなやかな心。**

ヨガ友でそのふたつを手に入れた僕は、さらなるチャレンジに向けて走り出せたのです。

# 雑念にとらわれず「今の自分」を見つめられる

僕はヨガを始めてから、瞑想《めいそう》をする習慣が生まれました。

試合前は、ホテルで瞑想してから会場に向かいます。

何百回試合に出ても、試合前は「結果を出さないと」という緊張感や不安が心の中を駆け巡ります。時には、疲れが抜けていなくて、思考がぼんやりしていることもある。以前は自分の顔を両手でバシッと叩いて、「よしっ」と気合を入れてフィールドに向かっていました。

でも、気合だけで90分間の試合を乗り切れるものではないし、高揚した気持ちが空回りすることもある。だから、試合前の心の整え方を変えたのです。

僕がやっている瞑想はとても簡単で、あぐらを組み、両手を楽にする、ヨガの基本ポーズです。**静かな空間で、目を閉じて、呼吸だけに意識を集中する**。これを5〜10分も続けていると気持ちが落ち着いてきます。試合中も余計なことを考えず、信じられないぐらいに**集中力が高まりました**。

瞑想のとき、心を空っぽにする、無にするとよく言われますが、それは無理。実際はさまざまな雑念が浮かんできます。

「あのときこうしておけばよかった」という過去の後悔や、「自分はこのままで大丈夫か」という未来への不安。そういった雑念が出てきても、呼吸に集中していると雑念が流れていって、「今」に集中できます。

これは最近話題の**マインドフルネス**（科学的な脳の休息法）でもいわれている方法です。**呼吸に意識を集中し**、雑念が浮かんでも**呼吸に意識を戻す**。そうすると「今ここ」に心を向けられるのです。

毎晩眠る前に10分ほど瞑想をして自分と向き合うことで、ささいな心の変化にも気づけるようになりました。心のエネルギーをチャージできるようになったのです。

30歳を迎えて、心も体も今まで通りのやり方ではキープできないと感じていました。そんな僕が考えたヨガ友は、僕と同じように**人生を変化させたい人**に、きっと役に立つんじゃないかと思います。

**「体がかたいからヨガは無理」「自分にはヨガは無縁のもの」と思っている人ほど、試してみてください。**体が超かたかった僕も、この本で紹介するポーズをとれるようになり、それだけでも人生は変わったんですから。

ヨガ友の「友」は、友だちの「友」でもあります。友人や家族と一緒に楽しみながら、みんなでヨガ友を進化させていけたら最高です！

# PART 2

# ヨガ友が あなたの悩みを 解決する

「フィジカル」の改善だけでなく「メンタル」にも効く。
これが「ヨガ友」最大の特徴です。
つまり、私たちの「日常的な悩み」のほとんどに、効果を
発揮するということ。肩こりや腰痛といった不調はもちろん、
ダイエット、仕事、心の悩みまで、スッキリ解決させましょう!

# 肩こりや腰痛などの慢性的な不調を減らしたい

僕は大学時代に腰痛で走ることさえできず、サッカーをやめようかと真剣に考えた時期もあったぐらいなので、腰痛のつらさは人一倍よくわかります。

そのときは腰痛を克服するために、腹筋や背筋ばかりを鍛えていたのですが、それは逆効果。トレーナーからは、**まず弱い部分の筋肉をストレッチでやわらかくする**ことを教えてもらいました。

肩こりや腰痛の原因は、姿勢が悪いせいだとよく言われます。

みんな「姿勢を良くしたい」と思っているのに、良くならないのはなぜなのでしょうか。

それは、**筋肉を変えないで、姿勢の形だけを良くしようとするからです**。

姿勢が悪くなる原因のひとつは、体幹筋力が低下していること。

もうひとつの原因は、**筋肉がかたいことです**。

長時間のデスクワークで同じ姿勢をしていると、背中や腰の筋肉がかたくなってしまいます。運動もしないので、全身の筋力が落ち、姿勢が悪くなっていくのです。これを解決するには筋肉トレーニングとストレッチの両方をしなくてはなりません。でも、プロスポーツ選手はともかく、普通はそこまでする時間はないでしょう。

**それを同時にできるのが、ヨガ友。**

ヨガ友は**筋肉をやわらかく**するストレッチと、**体幹を鍛える**トレーニングを同時に行うので、時間がない人でも効率よく姿勢を改善できるのです。

多くの人は毎日同じ動作を繰り返すことでそこに負担がかかり、血行が悪くなり、疲労物質や老廃物が溜まるというマイナススパイラルに陥っています。筋肉の可動域も狭くなるので、肩こりや腰痛を起こしやすくなるのです。

一方でヨガ友でしなやかな筋肉を手に入れたら、血行が良くなり、疲労物質や老廃物を体外に出せるという**プラスのスパイラルに変わっていきます**。

日本人の成人の90%が一生に一度は腰痛を経験し、国民病ともいわれているぐらいです。今悩んでいない人も、予防としてぜひヨガ友を試してほしいと思います。

既に肩こりや腰痛で悩んでいる人にも、ヨガ友には**無理なく実践できるポーズ**があります。「たかが肩こり、たかが腰痛」と放っておくと、ゆくゆくは大変なことになるかもしれません。血液の流れが悪いと、心筋梗塞や脳梗塞の原因となる動脈硬化を引き起こす恐れもあり、免疫力も落ちていきます。なるべく早く解消しておくのが一番です。

YOGATOMO POINT

## ヨガ友で筋肉にプラスのスパイラルが生まれていく。

# ダイエットしたい、メタボを解消したい

ヨガ友は一見すると、ヨガマットの上で静かに体を動かしているだけに見えます。それを見て、「ダイエットになるの？」と思う人もいるかもしれません。**僕はヨガ友を始めてから体重が2キロ落ちました**。食事を改善しているというのもありますが、いっそう身軽に走り回れるようになったのです。

ヨガは深い呼吸をすることで酸素を体内に取り込みます。その結果、脂肪の燃焼が増すので**太りにくい体質になる**といわれています。加えて、ヨガ友は体幹トレーニングでお腹まわりの筋肉を鍛えるため、**お腹がへこむ**効果も期待できます。

アメリカのハーバード大によると、ヨガを行ったグループは行わなかったグループに比べると、ＢＭＩ（肥満度）や血圧、脂質値などの危険因子が改善し、さらにその効果は有酸素運動を行ったグループと同じという研究結果が出たそうです。

つまり、ヨガはジョギングやウォーキングと同じぐらいの効果があるということ。ジョギングやウォーキングは戸外でないとできないのでなかなか長続きしませんが、**ヨガ友なら自宅や仕事の休憩時間で手軽にできます**。

激しく体を動かしたり、単品だけの食事を摂るダイエットは毎年のように流行りますが、

長続きしにくいもの。無理なダイエットで体を壊す人もいますし、たとえ痩せてもほとんどの人がリバウンドしているようです。無理なくダイエットをするには、適度に体を動かして、食事も適切にとるのがベスト。どこでも簡単にできるヨガ友は、最適な方法といえます。

同時に、ヨガ友は**メンタル面からもダイエットにつながっている**と思います。

心が疲れていたり、ストレスが溜まると、暴飲暴食をしがちです。ヨガ友でリラックスした生活を送っていると、必要以上のものを食べなくなります。

僕はヨガ友を始めてから、自然と体に悪いものを食べなくなりました。食生活はオーガニック中心になり、思考もヘルシーになっているのを感じています。

何より、筋肉がついたら体を動かしやすくなるので、日常の活動量も増えていくはずです。今までエスカレーターを使っていたのを「階段をのぼろう」と思ったり、隣の駅まで歩く元気も出てくるでしょう。

ヨガ友には**体のくびれをつくる**ポーズや**二の腕・ウエストが引き締まる**ポーズもあるので、女性にもぜひ試してほしいと思います。

YOGATOMO POINT

**いつどこでも手軽にできるヨガ友で、太りにくい体質に変わる。**

# メンタルを鍛えて、仕事のパフォーマンスを上げたい

アメリカではGoogle《グーグル》、facebook《フェイスブック》、Apple《アップル》といった世界的大企業が、ヨガや瞑想を導入しています。故スティーブ・ジョブズが瞑想をこよなく愛していたのも、有名な話です。

なぜ、世界のエリートがヨガや瞑想にハマるのか？

それは**ハートが鍛えられ、本番に強くなれる**からです。

エリートほど、失敗を許されない厳しい環境で仕事をしています。結果を出し続けるプレッシャーに打ち勝つには、並外れた集中力と強いハートが必要になるのです。プレッシャーやストレスをコントロールできないと、一流の世界では生き残っていけません。

僕は、メンタルを鍛えることは、体を鍛えることより、数十倍難しいと常々感じてきました。どんなにたくさん練習をして、体調は万全で本番に臨んでも、緊張やプレッシャーで思うようなプレーができないこともある。それは僕に限らず、世界中の選手がそうです。練習のときは「すごいプレーをするな」と思っていた選手が、試合ではまったく実力を発揮できず、表舞台から消えていくのを何回も見てきました。プロの世界では、プロセスより結果がすべてです。

それはどんな仕事でも同じはず。プレゼンや大事な商談でいくら準備や練習をしていても、本番でグダグダになったら評価してもらえないでしょう。

本番に弱く、いつも悔しい想いをしている人こそ、ヨガ友でメンタルを鍛えてみてください。**プレッシャーに打ち勝って、きっと実力を発揮できるようになります**。

本番に強い人は、本番の最中に**何が起きても動じない心**をもっているのも特徴です。

サッカーも仕事も恋愛も、**人生は予想外の出来事の連続です**。人対人なので、相手が予想通りに行動してくれるとは限らない。そこであわてないで、すぐに気持ちを切り替えて自分らしいパフォーマンスをできるかどうかが、一流の人になれる条件だと思っています。

僕もそれを目指してヨガ友を続けています。

僕はヨガ友を始めてから、**自分を客観的にとらえられる**ようになりました。予想外の出来事にあっても、「自分は今、動揺している」と自分の感情を離れたところから見つめられます。すると、頭がクリアになってパニックになるのを防げるのです。

プレゼンや大事な商談を控えている前の晩や当日の朝などに、**瞑想**だけでもしてみてください。**きっと今までより本番に強くなれるはずです**。

YOGATOMO POINT

## 何事にも動じない、強くてしなやかなハートを手に入れられる。

# イライラする、怒りっぽい、ネガティブ思考をやめたい

いつもイライラして、ささいなことにも怒ってしまう。ミスやトラブルをした後、いつまでもクヨクヨと考えてしまう——そんな悩みをよく耳にします。

イライラやクヨクヨの原因は、多くの場合、余裕がないからです。

時間、お金、気持ちや能力、体力、どれも余裕がないとイライラにつながります。時間やお金の余裕がないのはヨガ友では解決できませんが、気持ちや能力、体力の余裕がないのはヨガ友で解決できます。

ヨガ友をしている間は、体の動きや呼吸に集中するので、その間は余計なことにとらわれなくなります。社会とのつながりをオフにして、**今ここにいる自分だけに集中していると、イライラやクヨクヨがすうっと消えていくのです**。これが心のリセットになります。

そしてヨガ友によって気持ちが落ち着き、パフォーマンスが上がって体力がつけば、**余裕が生まれます**。

僕だって、日常的にイライラすることはあります。以前は「ネガティブなことは口にしないほうがいいし、考えてはいけない」と思っていました。それがヨガ友を始めてからは、「ネ

ガティブな考えが浮かぶのは自然である。**大事なのは、それにとらわれるんじゃなく、思考の流れを止めないこと**」と考えるようになったのです。

これは「**マインドフルネス**（科学的な脳の休息法）」の瞑想法を実践するようになってから、身についた習慣です。「マインドフルネス」は、欧米では以前から大ブームになっていて、最近は日本でも脚光を浴びています。僕は少し前から実践していて、最近では、椅子に座って瞑想していることもあります。

僕も試合で思うようなプレーができないと、悔しくて眠れない夜がありました。それでも無理やりポジティブな考えにするのではなく、「自分は悔しいんだな」と今の自分を受け入れ、静かに瞑想に入っていきます。そして、このとき呼吸の変化や、体のどこが緊張しているのかを意識すると、次第に落ち着いて、その考えと距離をとれるようになるのです。

そのような思考の流れを繰り返すうちに心の枝葉がそぎ落とされて、柱をしっかり築けたんじゃないかと思います。

気持ちが大きく動いたときは、**瞑想だけでもしてみると、平常心を保てるでしょう**。眠る前にヨガ友をすると、「明日も頑張ろう」と充実した気持ちで眠りにつけるはずです。

YOGATOMO POINT

**「今」に集中することで、心が静まり、平常心を保てる。**

# 不眠症や気持ちの乱れ、疲労感を解消したい

疲れがとれない、寝つきが悪い、何度も目が覚める——そんな症状は、**自律神経が乱れて小さなSOSを出しているのです**。

自律神経には交感神経と副交感神経があります。交感神経は戦いの神経。活動しているときやストレス、緊張を感じたときに優位になります。副交感神経はリラックスの神経。眠っているときや休息しているときに優位になります。現代人は仕事や時間に追われて**交感神経が活発になりがち**なので、副交感神経を活発にしてバランスを取ることが必要です。

リラックス状態を生み出すために、最も簡単かつ効果的な方法こそ、ヨガ友の「**深い呼吸**」です。特に「胸を開く」動作が入ったポーズでは、胸郭が広がってたくさんの酸素を体内に取り入れるため、副交感神経が優位になりやすいのです。

呼吸の回数をはかってみて、20回を超えているなら交感神経が優位になっている可能性大。成人の場合、1分間に12～20回ぐらいの呼吸が正常だといわれています。ヨガ友でゆっくり**深く呼吸**をすると**副交感神経が活発になり、自律神経のバランスもよくなります**。

YOGATOMO POINT

**自律神経を整えられるように、ヨガ友で深い呼吸を習慣づける。**

# 「体がかたい」コンプレックスを克服したい

**多くの男性は、生まれつき体がかたいとあきらめています**。僕も学生のころは筋力トレーニングに励み、体脂肪率が5%ぐらいになるまで鍛え上げていました。筋肉は増えましたが、そのぶん関節の可動域が小さくなり、体はかたくなってしまったのです。

男性は関節のまわりに筋肉がつきやすいので、女性よりも体がかたくなるといわれています。最近は、子供でも大人と同じように関節まわりの筋肉がかたくなり、しゃがむことができない子供もいると聞きます。体がかたいとケガをしやすく、何より疲れやすくなります。筋肉をしなやかにするのは子供から大人までひじょうに大切なのです。

けれども、安心してください。**ヨガ友は体のかたい人に向いています**。なぜなら、体のかたかった僕自身ができるようになったものだけを集めているのですから。それに、体がかたい人はジムに通って急にハードなトレーニングをすると体を痛めてしまう恐れがあります。ヨガ友は徐々に筋肉や関節をやわらかくしながら筋力をつけていくので、誰でも**無理なく**トレーニングできるのです。

**YOGATOMO POINT**

**「やわらかく」と「筋力をつける」を同時に行えるのがヨガ友。**

# 加齢による衰えや体力低下を改善したい

皆さんはどんなときに年齢を感じますか？

階段をちょっと駆け上がっただけで息が切れる。靴下を履こうとしたとき、片足立ちになるとふらついてしまう。そんなときに、「年だな」と思うのかもしれません。

疲れが抜けにくくなる、ヒザや腰が痛むといった、若いときにはなかった体の悩みが出てきた人もいるでしょう。それらの症状は、必ずしも年齢だけのせいではなく、**筋肉が衰えてかたくなり、血流が悪くなったら出る**ことが多いようです。

学生時代からずっと体を鍛えてきた僕でも、最近は体力の低下を感じ、メンテナンスフリーではいかなくなりました。しかし、ヨガ友でしっかりメンテナンスをしているから、今でも90分間走り続けていられますし、疲れを長引かせずに過ごせています。

ヨガ友は体に過剰な負荷をかけないので、**何歳からでも気軽に取り組めます**。代謝がよくなれば肌が若返るので、美容効果も期待できます。「年には勝てない」とあきらめることはありません。「**年にはメンテナンス**」で上手に体とつきあっていきましょう。

YOGATOMO POINT

**ヨガ友はやさしく筋肉をほぐし、若返りの可能性を秘めている。**

# スポーツや運動で成果を出したい

皆さんがプロ・アマ問わずに何かスポーツや運動競技をやっているのなら、ヨガ友をやらない手はありません。

かつてはゴルフの**タイガー・ウッズ**選手や格闘技の**ヒクソン・グレイシー**選手、最近ではテニスの**ジョコビッチ**選手など、**トップアスリートで瞑想やヨガを取り入れる人が増えています**。アメリカではアメリカンフットボールやバスケットボールなど、多くのスポーツでヨガを導入しているそうです。

それは、ヨガは通常のトレーニングでかたくなった筋肉をほぐし、同時にインナーマッスルも鍛えられるから。メンタル面も鍛えられるので、ゾーンに入るようなハイパフォーマンスを目指すトップアスリートは、**最終的にヨガに行きつくのではないかと思います**。

僕は、練習が始まる前と終わった後にヨガ友をしています。

練習前はウォーミングアップのため。血液の循環を良くしてケガを防ぐためにやっています。練習後は体が疲れて呼吸も乱れているので、体をいたわって、リラックスさせるイメージでやっています。

この習慣ができてから、練習ではすぐに全力で走れるようになり、**疲労回復も早くなり、**

**ケガも減りました。**自分で体や心の変化を実感しているから、世界のトップクラスでパフォーマンスを向上させるために頑張っている仲間にも、自信をもって勧められるのです。日本代表の合宿中に開いたヨガ友教室で、効果を実感した香川真司《かがわしんじ》からは、その後「動画を送ってくれ」と頼まれました。また、清武弘嗣《きよたけひろし》は毎日動画を観ながら、ヨガ友をやっているようです。

清武は「自分は今まで上半身は筋肉をつけて、固めるようなことばかりをしてストレッチをほとんどしてこなかった。ヨガ友でリラックスできるようになったし、一瞬の動きが良くなって、無理がきくようになった。体の軽さも感じている」と話しています。清武が今、若手の代表選手の中で大活躍しているのは、誰もが認めるところです。その陰にヨガ友あり……とまでは言いませんが、少しでも貢献できているのなら、嬉しいです。

ゴルフやテニス、マラソン、水泳、フットサル、スポーツサイクル。どんなスポーツでもケガや体を痛めるリスクはあります。**ケガや故障をうまく回避して、疲労を蓄積させないのが大人のスポーツの楽しみ方。**ヨガ友なら勝負にも強くなるので、今まで以上にスポーツが楽しくなるんじゃないかと思います。

YOGATOMO POINT

**世界のトップ選手も実践。大人のスポーツにこそヨガ友が効く。**

# ヨガ友の習慣化とポイント

いよいよＰＡＲＴ３（37ページ）からは、ヨガ友の動きを紹介します。ゆっくりと静かに行う「あぐら」のポーズから始まり、体幹も同時に鍛えられる「立位《りつい》」のポーズへと、徐々に体全体を使うヨガ友へと移行していきます。

僕はひと通り順番に行っていますが、読者の皆さんはＤＶＤを観ながら、自分がやってみたいと感じたポーズから始めればＯＫ。短いものは30秒、ほとんどのポーズは１～２分で完結し、長いものでも３～５分あれば十分に行えます。

仕事の休憩やすきま時間が短い人もいるでしょう。10分あれば６～８つの動きはできますので、順番に行えば、**一週間ほどで全ポーズを実践できます**。環境的に、座るポーズが難しい場合は「家では座るポーズ、外出中は立って行うポーズ」といったルールを定めましょう。

おすすめは、**ヨガ友の最初か最後に「瞑想」すること**。マインドフルネスの考え方では、同じ時間、同じ場所で行うと、いっそう効果的ともいわれています。僕の場合は、試合前と寝る前という決まったタイミングに、自宅やホテルの部屋などの静かな場所で瞑想をするように習慣づけています。

**YOGATOMO POINT**

## 「お気に入りポーズ」がひとつでも決まれば、ヨガ友は習慣化する。

さらにＰＡＲＴ４（１０５ページ）では、「とにかく肩こりを楽にしたい」「ぐっすり眠りたい」「ダイエットしたい」といった悩みごとに、**解決するためのプログラム**を21ほど作りました。ほとんどが10分以内で行えるので、まとまった時間ができたら、ぜひ試してみてください。

とはいえ、それでも仕事や家事・子育てなどで忙しい人も多いはず。習慣化させるコツは、一度すべてのポーズを短めに試してみて、「これは効く！」「一番気持ちいい」と感じた**「お気に入りポーズ」を決めること**。ひとつふたつでも良いので、ヨガ友は毎日、継続して行うことが大切です。

ただし、忙しいからといって**決して急いで行わないこと**。体を痛めては本末転倒ですし、それでは心を静められません。呼吸にしっかり意識を向けながら、ヨガ友をしているときだけは「今、この瞬間」に集中しましょう。

ヨガマットを持っていない人は、やわらかいカーペットの上でも構いません。ヒジやヒザ、首などが痛ければクッションやサポーターを使ってもＯＫ。体を動かしやすい楽な服装で、自宅では**裸足**で行いましょう。

さあ、次のＰＡＲＴ３から実際にヨガ友を試し、その効果を感じてください！

# PART 3

# ヨガ友レッスン

## 基本ポーズ編

ここからはついに実践編。先にDVDを観てから本書で
解説を読んでも良し、気になるポーズを本書で見つけてから
DVDを観ても良し。長友佑都のオリジナルヨガには
星マーク（★）、アレンジを加えているヨガには
三日月マーク（☽）をポーズ名の近くに付けています。

# ヨガ友《トモ》を始めよう!

**ヨガ友を始める前に、
効果的にヨガを行うために重要な基本の姿勢をまずは理解しましょう。
ヨガ友ではスタートの姿勢「START POSITION」ごとに、
ヨガのポーズを紹介していきます。**

### YOGATOMO POINT

- できるだけ静かな場所で行いましょう。
- 瞑想をする間は「呼吸」にだけ意識を傾け、「今この瞬間」に集中しましょう。
- 決まった時間・場所で行うことで、リラックス効果が高まります。

## 0 瞑想《めいそう》

PART 1・2にも登場するヨガ友の代表的なポーズ。基本動作とポイントをしっかり習得しておこう。

**時間・回数**

**5~10分、1日1回以上**

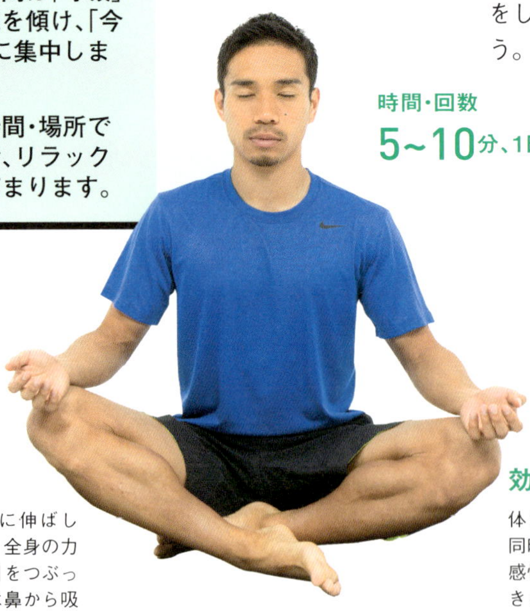

**方法：**

背すじをまっすぐに伸ばして、あぐらを組む。全身の力を抜いた状態で、目をつぶって深く呼吸。呼吸は鼻から吸い、鼻から吐く。

**効果：**

体と脳をリラックスさせると同時に、集中力がアップする。感情をうまくコントロールできるようになり、気持ちもポジティブに。

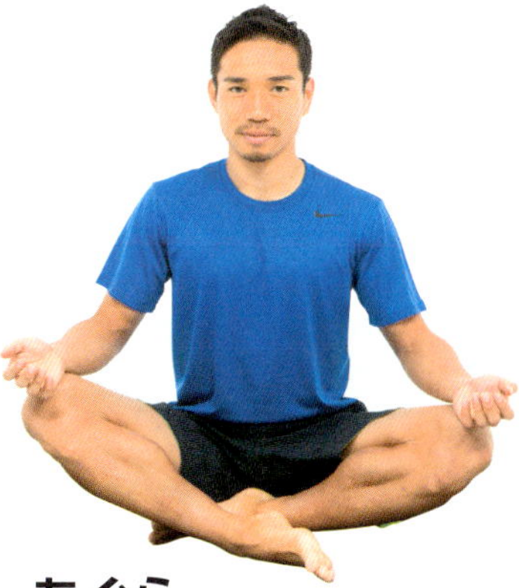

# 1 あぐら

背すじを伸ばし、両ヒザを曲げて座り、両足のかかとが体の中心に来るようにする。

→ LESSON1 へ

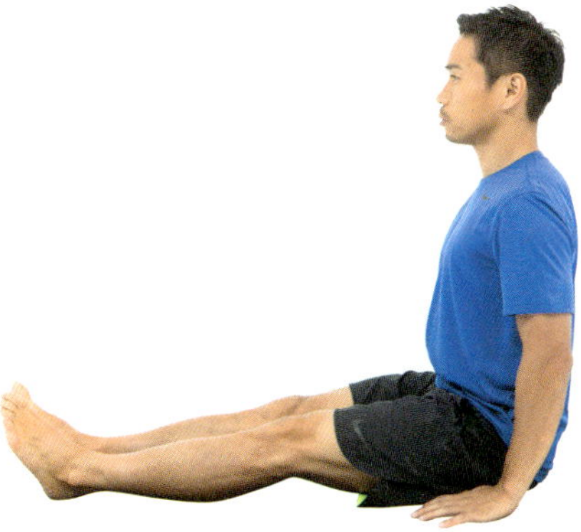

# 2 長《ちょう》座《ざ》

背すじを伸ばして両足を体の前で伸ばし、お尻からかかとまでが床につくように座る。

→ LESSON9 へ

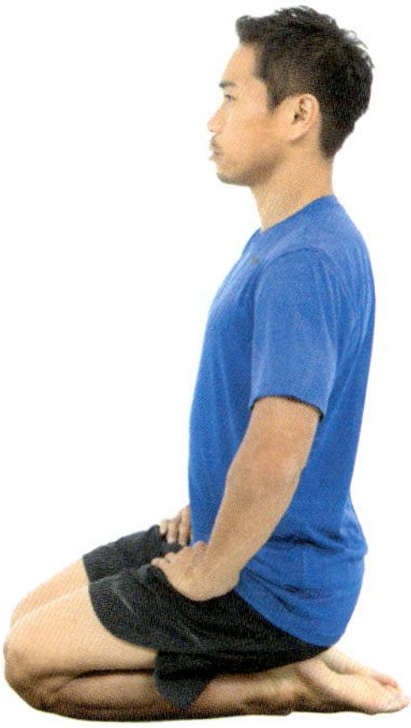

# 3 正座

背すじを伸ばし、両ヒザが前に向くように揃えて座る。背中が曲がらないように注意。

→ LESSON14 へ

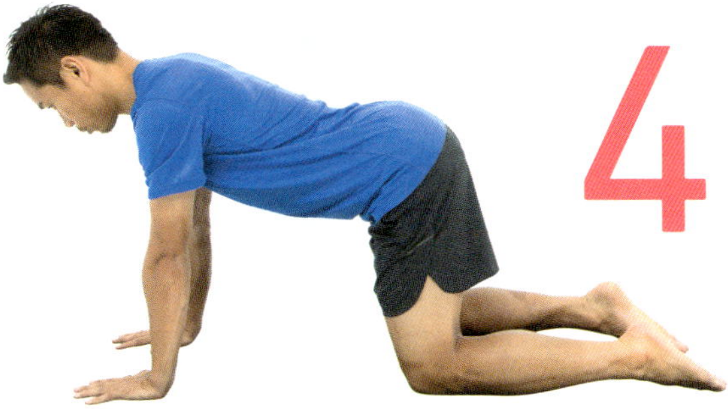

# 4 四《よ》つ這《ば》い

両ヒザは腰幅に開いて、両手は肩幅ほどに広げて床につける。背すじはまっすぐに伸ばす。

→ LESSON18 へ

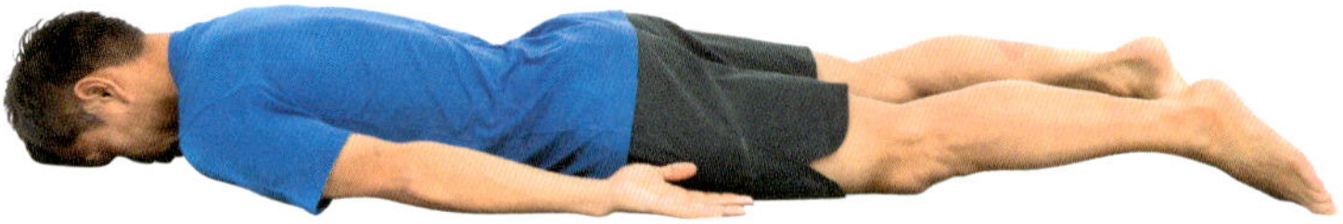

## 5 うつ伏せ

両手は体の横に添えて下を向き、頭からつま先までが一直線になるようなイメージで寝る。

→ LESSON26 へ

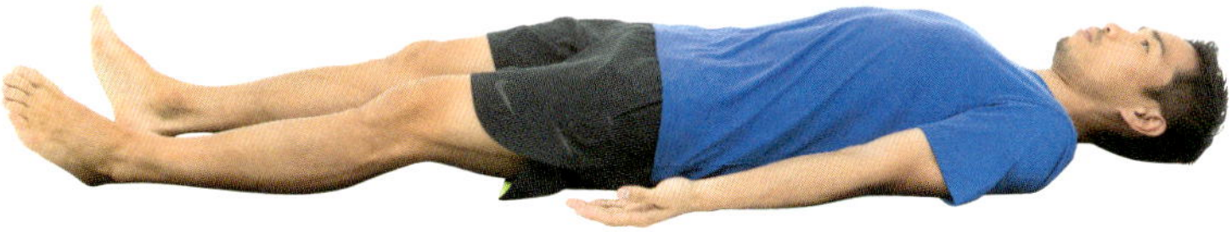

## 6 仰向け

両手は体の横に添えて上を向いて寝る。目線は天井へ向けて全身をリラックスさせる。

→ LESSON27 へ

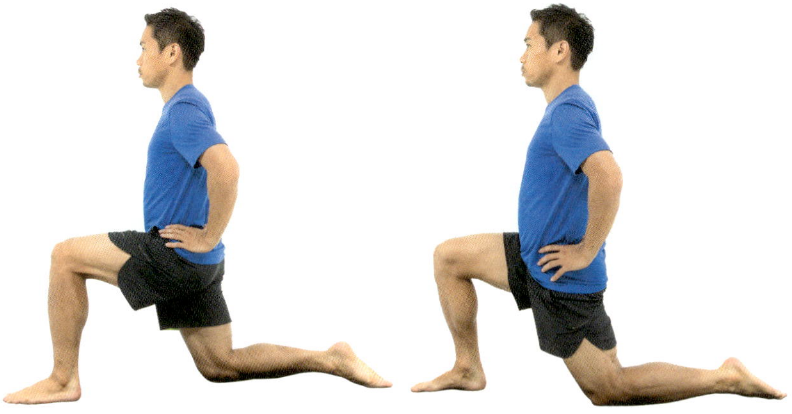

## 7 ヒザ立ち

前足はヒザの角度が90度になるように立て、後ろ足のヒザは床につける。背すじはまっすぐに。

→ LESSON31 へ

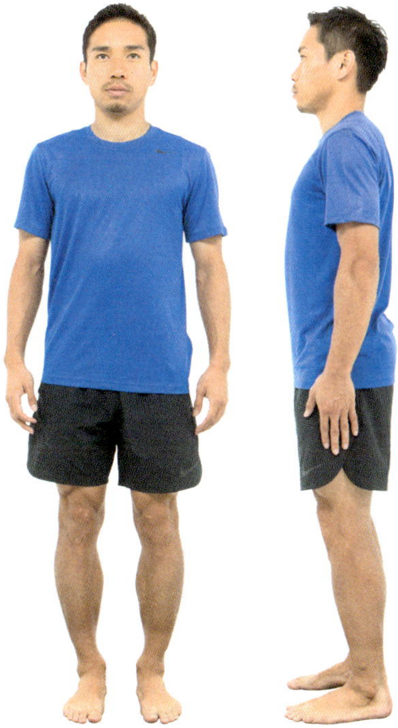

# 8

## 立《りつ》位《い》（足を腰幅に開いた状態）

少し両足を開いて立ち、左右のバランスを均等に保つように意識して立つ。体の中心軸をまっすぐに保つ。

→ LESSON33 へ

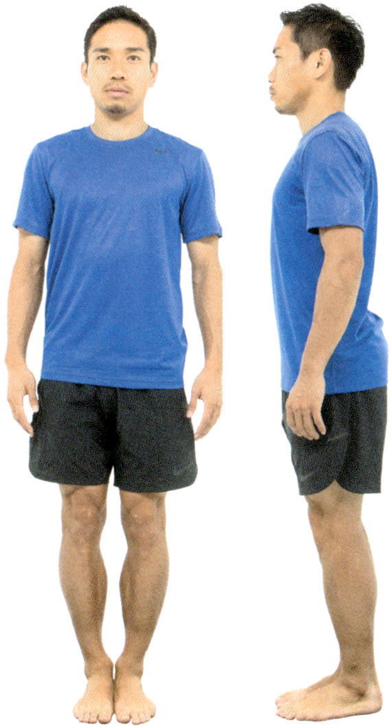

# 9

## 立位（足を閉じた状態）

両足の親指をつけるように揃え、体重が足の裏全体にかかるように立つ。頭のてっぺんからかかととかかとの間まで、まっすぐ中心軸があるイメージで。

→ LESSON39 へ

# ヨガ友 お悩み別 40ポーズ 一覧表

| | 姿勢が悪い | 体型が変わった | 太りやすい | 眠りにくい | 食欲がない | 疲れやすい | 頭痛やめまい | 冷え性 | 下痢便秘がち | 集中力がない | 憂鬱になる | イライラする | 体幹を鍛えたい |
|---|---|---|---|---|---|---|---|---|---|---|---|---|---|
| | 9 | 10 | 11 | 12 | 13 | 14 | 15 | 16 | 17 | 18 | 19 | 20 | 21 |
| | | | | ◎ | | ◎ | | | | ◎ | ◎ | ◎ | |
| | | | | ◎ | | | | | | ◎ | ◎ | ◎ | |
| | ◎ | ◎ | | | | | | | | ◎ | | | ◎ |
| | | | | | | | | | | | | | |
| | | | | | | | | | | | | | |
| | | | | | | | | | | | | | |
| | | | | ◎ | | ◎ | ◎ | ◎ | | | ◎ | ◎ | |
| | | | | ◎ | | ◎ | | ◎ | | | ◎ | ◎ | |
| | | ◎ | ◎ | | ◎ | | ◎ | | ◎ | ◎ | ◎ | ◎ | |
| | | | ◎ | | | ◎ | ◎ | | | | ◎ | ◎ | |
| | ◎ | | ◎ | | | | ◎ | ◎ | | | ◎ | ◎ | |
| | | | ◎ | | | ◎ | | ◎ | | | | | |
| | | | | | | | | | | | | | |
| | | | | | | | | | | | ◎ | ◎ | |
| | ◎ | | ◎ | | | | ◎ | | | | ◎ | ◎ | |
| | | | | | | | | | | | | | |
| | | | | | ◎ | | ◎ | | ◎ | | ◎ | ◎ | |
| | | | | ◎ | | ◎ | ◎ | | | | ◎ | ◎ | |
| | | | | ◎ | | ◎ | | | | | ◎ | ◎ | |
| | | | ◎ | | | | | | | | ◎ | ◎ | ◎ |
| | | ◎ | | ◎ | ◎ | | | | ◎ | | | | |
| | | ◎ | ◎ | | | | | ◎ | | | | | ◎ |
| | ◎ | ◎ | ◎ | | | | | ◎ | | ◎ | | | ◎ |
| | ◎ | | | ◎ | | | | | | | | ◎ | |
| | | ◎ | ◎ | | | | | | | | | | ◎ |
| | ◎ | ◎ | | | ◎ | | ◎ | | ◎ | | | ◎ | |
| | | | | ◎ | ◎ | ◎ | ◎ | | | ◎ | | ◎ | |
| | | | ◎ | ◎ | ◎ | | ◎ | | ◎ | | | ◎ | |
| | | ◎ | | ◎ | | | ◎ | ◎ | ◎ | | | ◎ | |
| | ◎ | | | | | | | ◎ | | ◎ | | ◎ | |
| | ◎ | | ◎ | | | | | ◎ | | | ◎ | | ◎ |
| | | ◎ | | | ◎ | ◎ | | ◎ | ◎ | | | | ◎ |
| | ◎ | ◎ | ◎ | | | ◎ | | ◎ | | | | | ◎ |
| | | ◎ | ◎ | | | | | ◎ | | | ◎ | ◎ | |
| | | | | | | | | | | | ◎ | ◎ | |
| | ◎ | | ◎ | | | | | ◎ | | ◎ | ◎ | | |
| | ◎ | | ◎ | | | | | ◎ | | ◎ | | | ◎ |
| | ◎ | ◎ | ◎ | | | | | ◎ | | ◎ | ◎ | | |
| | ◎ | | | | | | ◎ | ◎ | | ◎ | | ◎ | ◎ |
| | | | | | ◎ | | | | ◎ | ◎ | ◎ | | |

本書では、長友佑都が普段実践しているヨガのポーズを40種類紹介します。
PART 3ではポーズ別（縦軸）、PART 4ではお悩み別（横軸）に紹介していますので、
どのポーズが何に効くのかを理解して目的別にヨガのメニューを組んでみましょう。

| PART 3の LESSON番号 ↓ | | | 肩こり | 目の疲れ | 首の疲れ | 腕・手首の疲れ | 背中の張り | 腰痛 | 足のむくみ | 下半身のしびれ |
|---|---|---|---|---|---|---|---|---|---|---|
| | | PART 4 のプログラム番号 → | 1 | 2 | 3 | 4 | 5 | 6 | 7 | 8 |
| 1 | P44 | 瞑想&太陽を仰ぐポーズ | ◎ | | | | | | | |
| 2 | P46 | アラウンド・ザ・ワールド | ◎ | | | | ◎ | | | |
| 3 | P48 | 鳩のポーズ ～バランスタイプ～ | | | | | | ◎ | | |
| 4 | P50 | 座ったカエルのポーズ | | | | ◎ | | | | |
| 5 | P52 | 弓矢のポーズ | ◎ | | ◎ | | | | | |
| 6 | P53 | じゃんけんのポーズ | ◎ | | | | ◎ | | | |
| 7 | P54 | 合せきのポーズ | | ◎ | | | | | ◎ | ◎ |
| 8 | P55 | 真珠貝のポーズ | | ◎ | | | ◎ | ◎ | | |
| 9 | P56 | 座位のねじりのポーズ | | | | | | | | ◎ |
| 10 | P58 | 長座前屈のポーズ | | ◎ | | | | ◎ | ◎ | ◎ |
| 11 | P59 | 開脚前屈のポーズ | | | | | | | ◎ | |
| 12 | P60 | クワガタのポーズ | | | | | | ◎ | | ◎ |
| 13 | P61 | 腕を折りたたむポーズ | ◎ | | | | ◎ | | | |
| 14 | P62 | 首のばしのポーズ | ◎ | ◎ | ◎ | | | | | |
| 15 | P64 | ほら穴のぞきのポーズ | ◎ | | | | ◎ | | | |
| 16 | P65 | 花びらのポーズ | ◎ | | | ◎ | ◎ | | | |
| 17 | P66 | うさぎのポーズ | ◎ | ◎ | ◎ | | | | | |
| 18 | P68 | ネコのポーズ | ◎ | | ◎ | | ◎ | ◎ | | |
| 19 | P69 | ネコの伸びのポーズ | ◎ | | ◎ | | ◎ | ◎ | | |
| 20 | P70 | ネコの伸びのポーズ ～大車輪タイプ～ | ◎ | | | | ◎ | ◎ | | |
| 21 | P72 | 針の糸通しのポーズ | ◎ | | | | ◎ | | | |
| 22 | P74 | 見返り美人のポーズ | | | | | | ◎ | | |
| 23 | P76 | 賢者のポーズ | | | | | | | | |
| 24 | P78 | 伏せた鳩のポーズ | | | | | | ◎ | ◎ | ◎ |
| 25 | P80 | トカゲのポーズ | | | | | | ◎ | ◎ | |
| 26 | P82 | コブラのポーズ ～ねじりタイプ～ | | | | | | ◎ | ◎ | ◎ |
| 27 | P84 | 鋤のポーズ | ◎ | ◎ | ◎ | | | | | |
| 28 | P86 | ガス抜きのポーズ | | | | | | ◎ | | |
| 29 | P88 | ワニのポーズ | | | | | ◎ | ◎ | | |
| 30 | P89 | 橋のポーズ | ◎ | | | | | | | |
| 31 | P90 | 三日月のポーズ | ◎ | | | | | | ◎ | |
| 32 | P92 | ねじった体を伸ばすポーズ | | | | | | | ◎ | |
| 33 | P94 | 馬のポーズ ～ねじりタイプ～ | | | | | ◎ | ◎ | ◎ | |
| 34 | P96 | 骨盤まわしのポーズ | | | | | | ◎ | | |
| 35 | P98 | 腕ふりと肩の脱力のポーズ | ◎ | | ◎ | | ◎ | | | |
| 36 | P100 | 戦士のポーズ | | | | | | | ◎ | |
| 37 | P101 | 戦士のポーズ ～バランスタイプ～ | | | | | | | | |
| 38 | P102 | 戦闘をやめた戦士のポーズ | | | | | | | | |
| 39 | P103 | 木のポーズ | | | | | | ◎ | ◎ | |
| 40 | P104 | 立位前屈のポーズ | | ◎ | | | | | ◎ | |

LESSON 1

# 瞑想&太陽を仰ぐポーズ

**瞑想5分　肩まわし(手の上げ下げ)5往復**

効く症状

- 肩こり
- 眠りにくい
- 疲れやすい
- 集中力がない
- 憂鬱になる
- イライラする

START POSITION

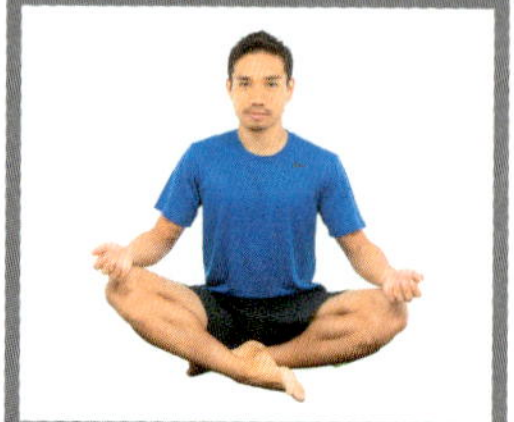

あぐら

## 深い呼吸で全身リラックス

**目を閉じてゆっくりと呼吸をしながら5分ほど瞑想を行い、心と体をリラックスさせてから動作に入りましょう。**

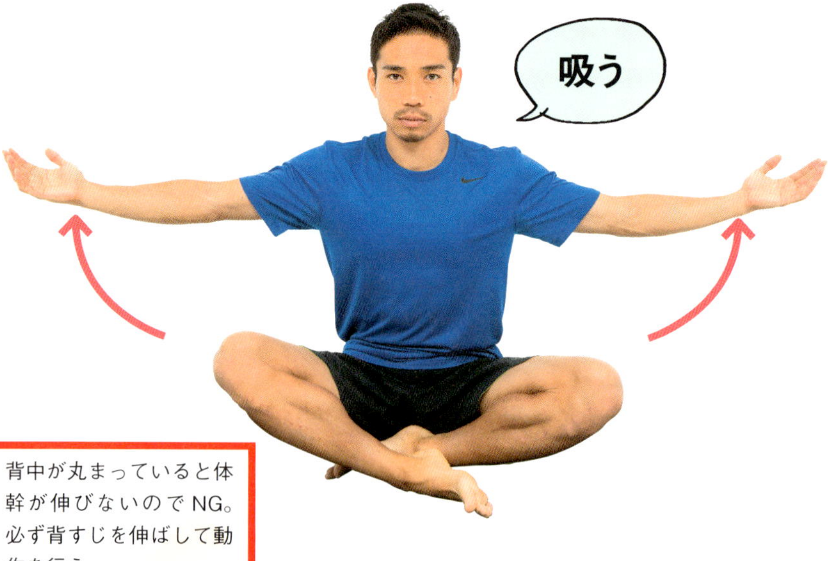


**NG**

背中が丸まっていると体幹が伸びないのでNG。必ず背すじを伸ばして動作を行う。

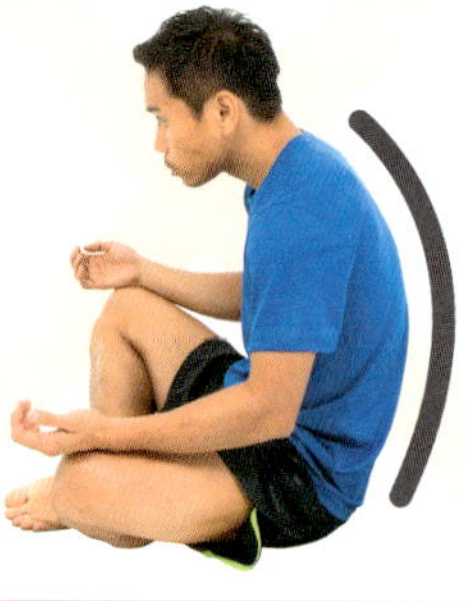

1

### 両手を上げる

ゆっくりと鼻から息を吸いながら両手を大きく上げる。

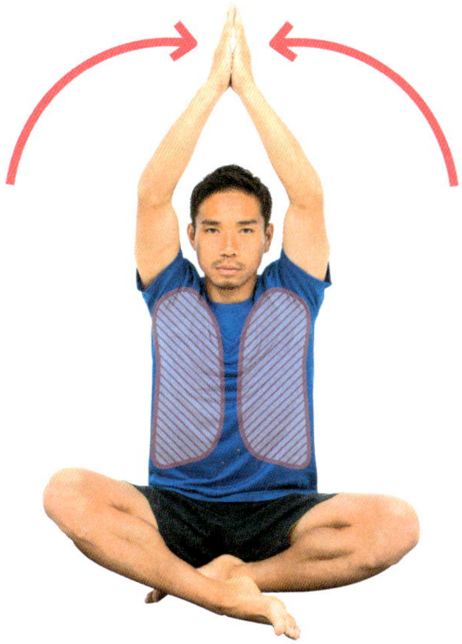

## 2 手のひらを合わせる

頭上で両手の手のひらを合わせる。そのとき、胸とわき腹を伸ばす意識をもつ。

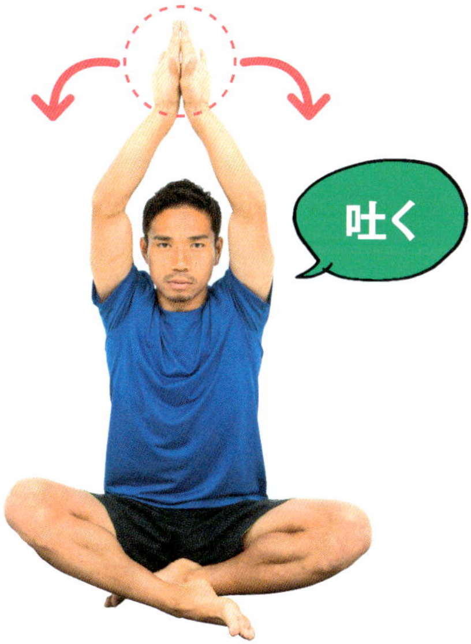


## 3 手のひらを返す

鼻から息を吐きはじめながら、頭上で手のひらを返して両手の甲を合わせる。

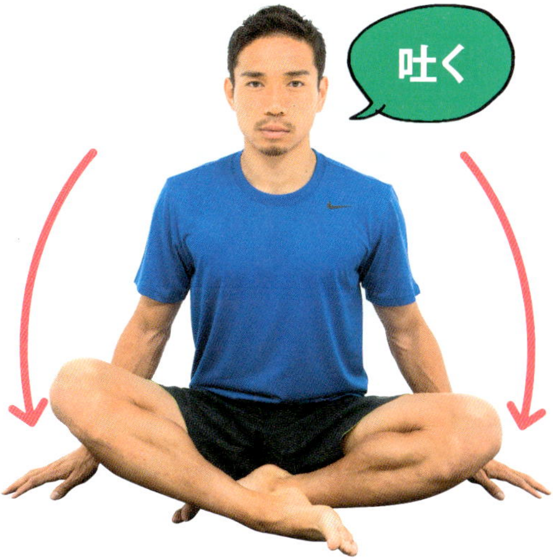


## 4 両手を下ろす

3の流れで鼻から息を吐きながら、両手を下ろしきる。この上げ下げの動作を繰り返す。

### YOGATOMO POINT

**急がずにゆっくりと呼吸と動作を行う**

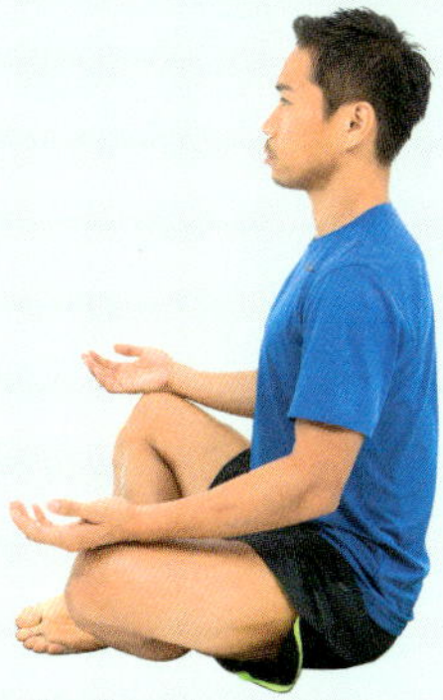

急がずにゆっくりと手を上げ下げしましょう。鼻から息を吸いながら手を上げ、鼻から吐きながら手を下ろすことがポイントです。

LESSON 2

# アラウンド・ザ・ワールド

★

左右 各5まわし

効く症状

肩こり / 背中の張り / 眠りにくい / 集中力がない / 憂鬱になる / イライラする

## 上半身全体のこりを解消!

指で輪をつくり、らせんを描くように大きく腕と体を回転させるポーズ。肩甲骨からわき腹まで上半身全体をほぐせます。

START POSITION

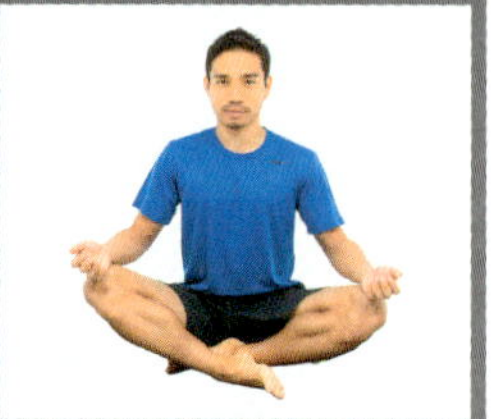

あぐら

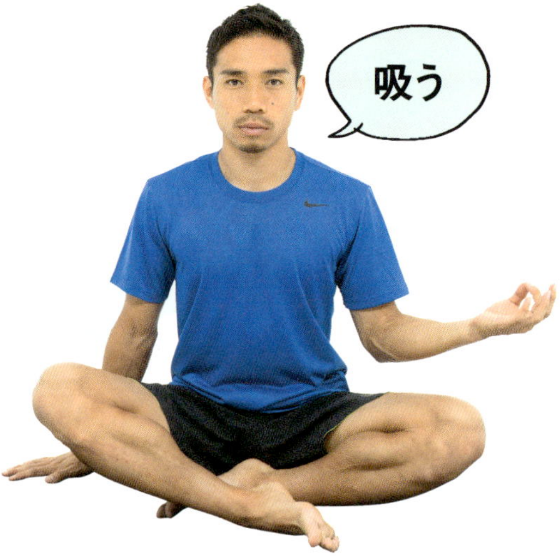


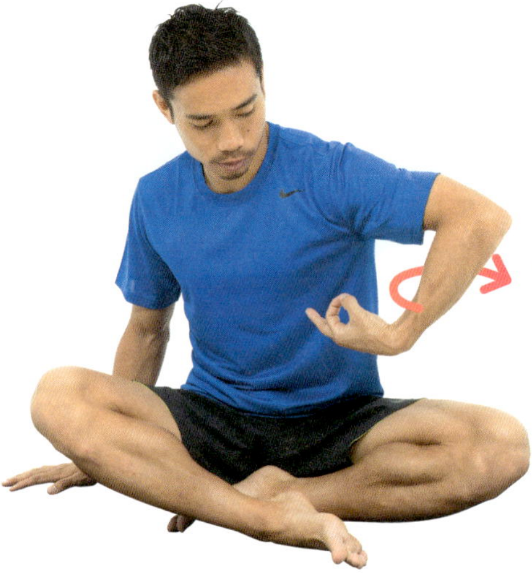

### 1 指で輪をつくる

片手の親指と人差し指で輪をつくり、もう片方の手は床につけておく。

### 2 輪を脇の下に入れる

ゆっくりと呼吸をしながら、輪を脇の下にくぐらせるように、腕の内側に回す。

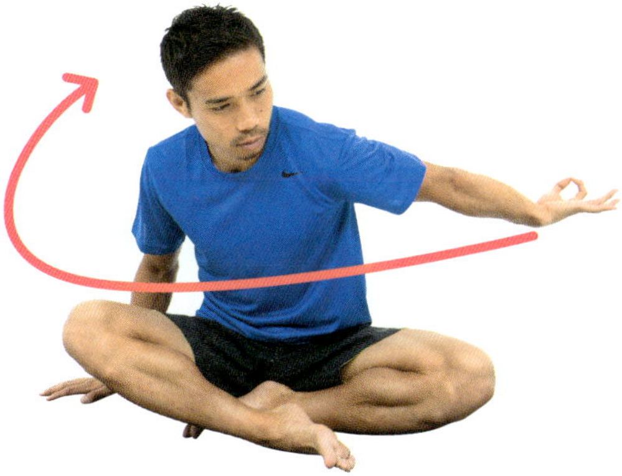

## 3 輪を背中側に回す

輪を脇の下から後ろに回していく。手のひらが上に向いて、輪が上に向いている状態。

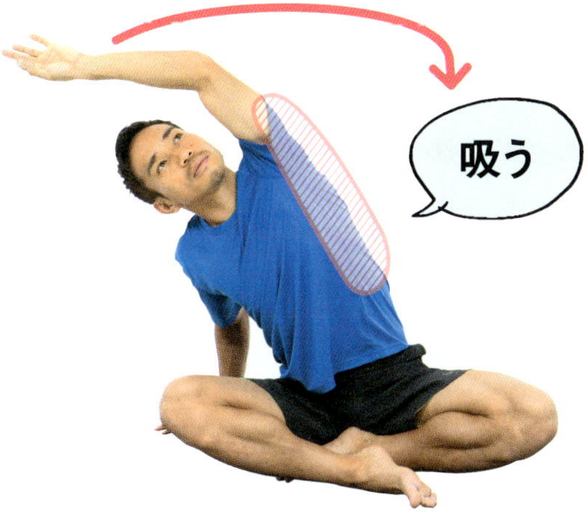


## 4 輪を上に回す

輪を大きく前側に回し、らせんを描くように頭の上まで回す。体の側面を伸ばし、肩甲骨もしっかり動かす。

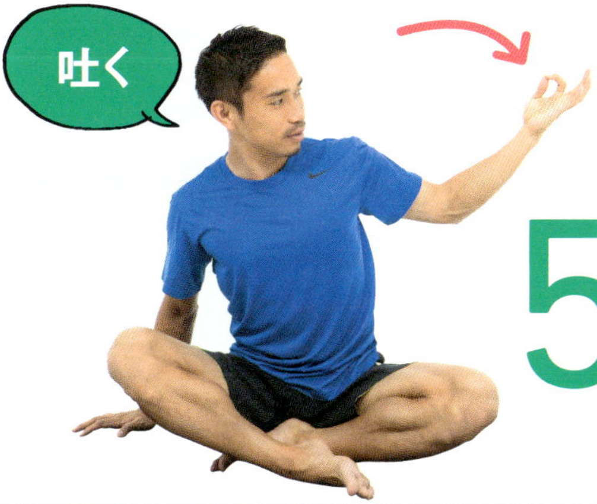


## 5 輪を下ろす

腕を大きく回しながら、元の位置へと手を下ろす。反対側も同様に行う。

### YOGATOMO POINT

### 中指や薬指でも輪をつくってみよう

親指と人差し指だけでなく、親指と中指や薬指など、輪をつくる指を替えてみましょう。指を替えることで異なる筋肉に影響があるため、腕の筋肉を細やかにケアすることができます。また、ヨガの考え方でも「親指と人差し指の輪＝知恵や叡智を活性化する」「親指と中指の輪＝忍耐力、洞察力、決断力が高まる」「親指と薬指の輪＝活力、想像力が高まる」といったメンタルへの効果も期待できるので、心を高めることにもつながります。

LESSON 3

# 鳩のポーズ ～バランスタイプ～

左右 各30秒

効く症状：腰痛／姿勢が悪い／体型が変わった／集中力がない／体幹を鍛えたい

START POSITION

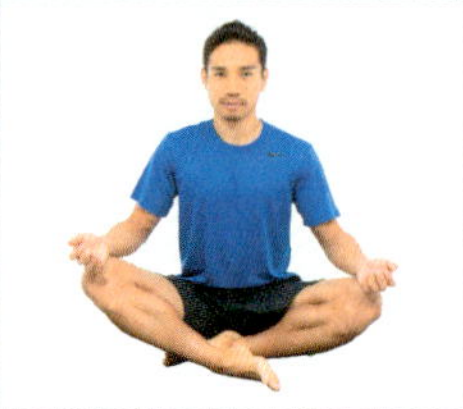

あぐら

## ゆがみを整え姿勢を美しく

重心をずらした姿勢を保つことで、体のゆがみ矯正へと導けるポーズです。簡単そうに見えますが体幹にも効きます。

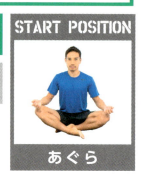

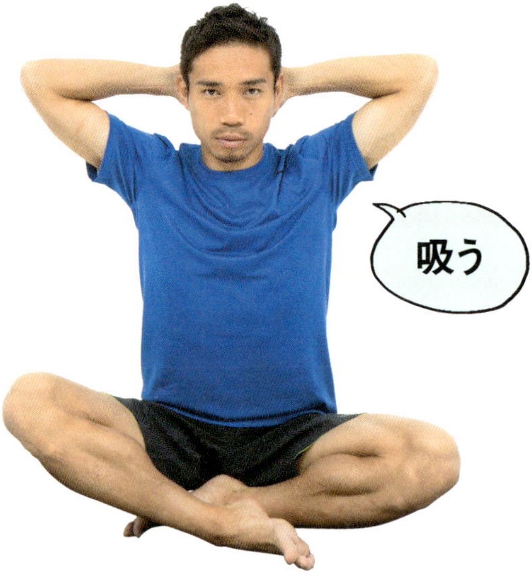


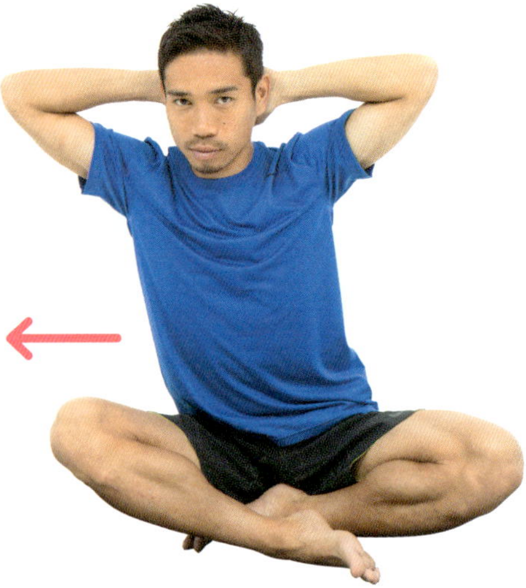

### 1 両手を後頭部にあてる

ヒジを頭の位置まで上げ、背すじを伸ばして両手を後頭部に添える。

### 2 重心を移動させる

片方のお尻に重心を移動させ、上半身も少し横に移動させる。

**NG**

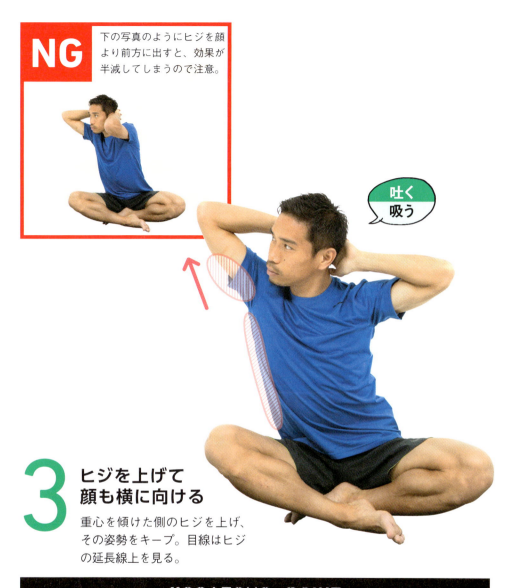

下の写真のようにヒジを顔より前方に出すと、効果が半減してしまうので注意。

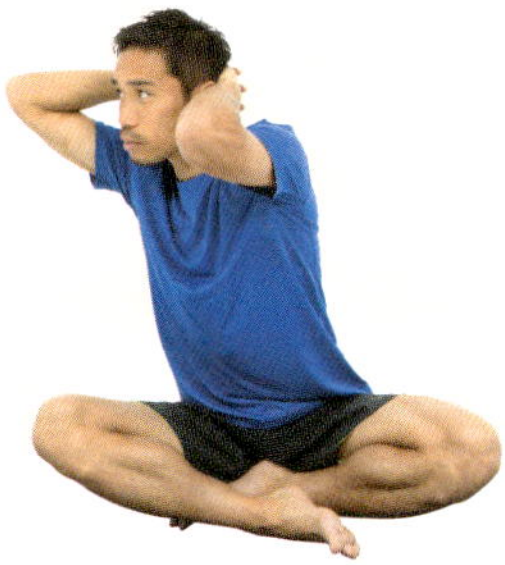

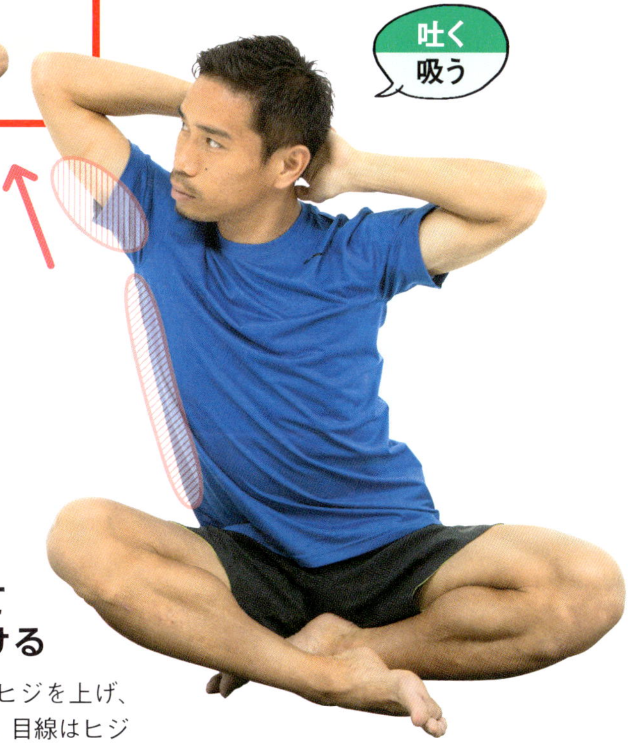


## 3 ヒジを上げて顔も横に向ける

重心を傾けた側のヒジを上げ、その姿勢をキープ。目線はヒジの延長線上を見る。

### YOGATOMO POINT

### 肩に力が入らないように気をつけよう!

背骨や骨盤のゆがみを矯正し、正しい姿勢に導くことができるポーズ。しかし、肩に力が入ることにより、首から肩の筋肉が緊張して余計な力が入ってしまうと、効果が十分に得られません。肩の力は抜いて全身をリラックスさせ、グラつかないようにバランスをとることと、体の側面をしっかりと伸ばすことに意識を向けましょう。呼吸も忘れずに行うことが大切です。大きな動きではありませんが体幹も鍛えられます。

LESSON 4

# 座ったカエルのポーズ

★

腕のばし 各30秒　腕（手首）まわし 5回

効く症状：腕・手首の疲れ

START POSITION

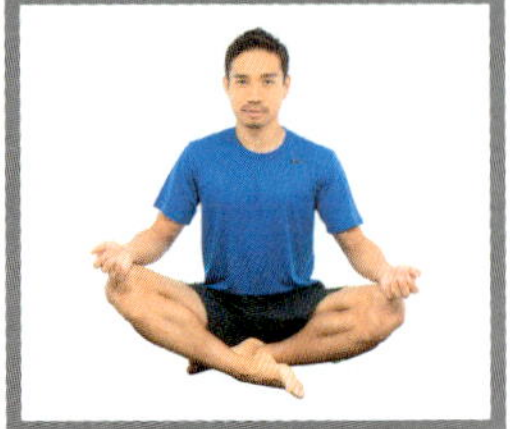

あぐら

## スマホで疲れた手首が楽になる!

スマホ操作やパソコンのタイピング等で疲れてこわばった手首をほぐし、肩や首につながる腕全体の筋肉を気持ちよく伸ばせます。

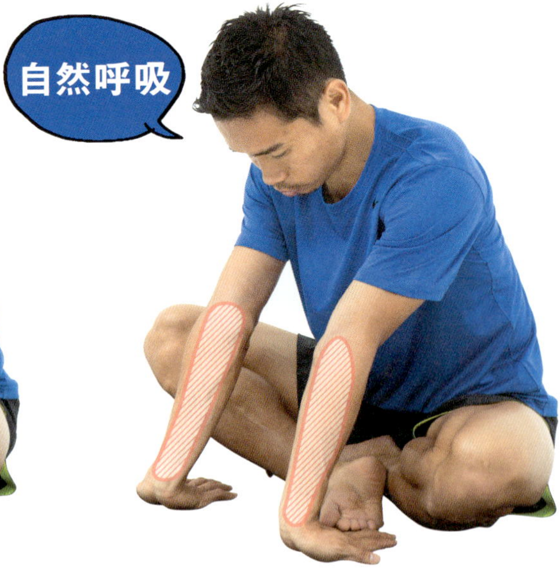


### 1 手のひらを床につける

指先を自分に向けて手のひらを床につけ、ヒジを伸ばして手首と腕の裏側を伸ばす。

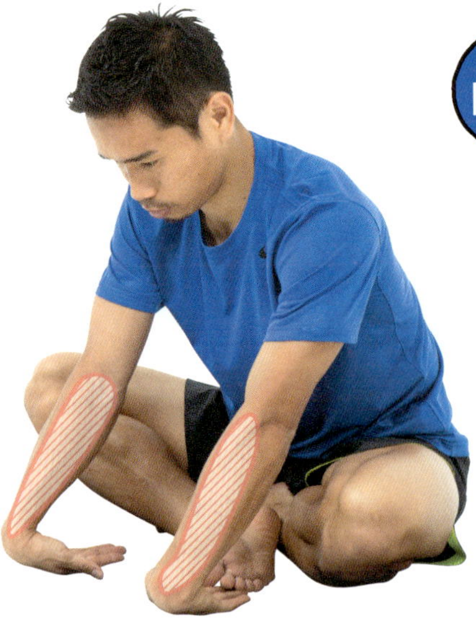

### 2 手の甲を床につける

同様に、手の甲を床につけ、ヒジを伸ばして手首と腕の表側を伸ばす。

**EASY**

体がかたい人は正座で行ってもOKです。

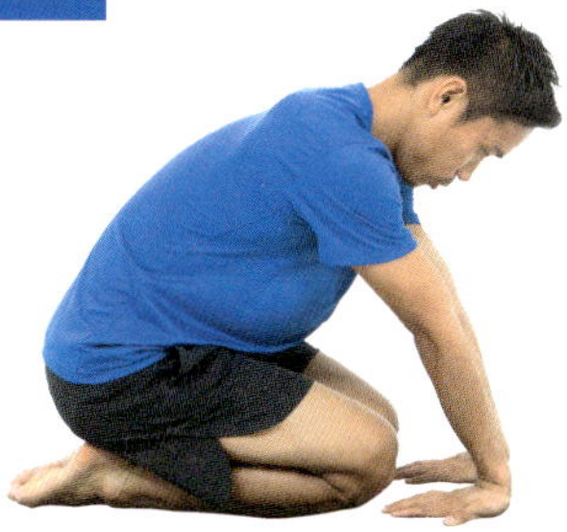

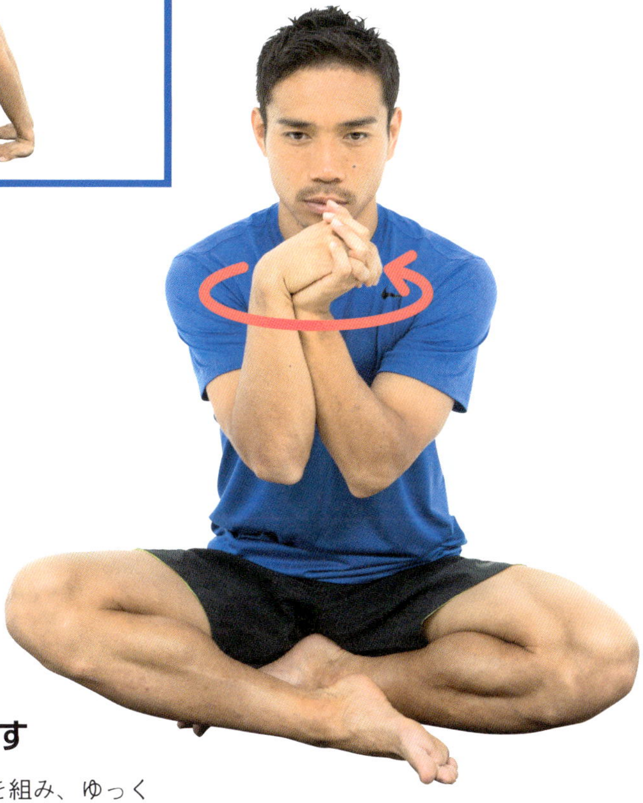

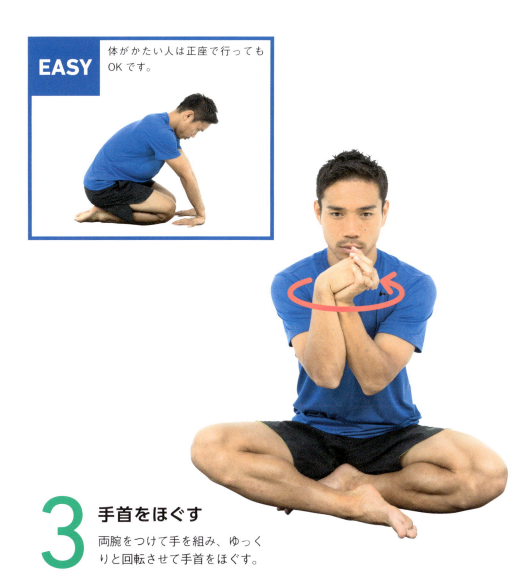

## 3 手首をほぐす

両腕をつけて手を組み、ゆっくりと回転させて手首をほぐす。

### YOGATOMO POINT

### 普段伸ばさない腕の筋肉をしっかりと伸ばす

仕事や勉強、家事など日常生活で使う頻度が高い手首や腕まわり。最近はスマートフォンを使う人も増え、移動時間ですら操作をしたりと腕を休める時間がなく、意外と疲労が溜まっています。手首や腕の筋肉が凝り固まっていると、肩・首・背中の筋肉はつながっているため、上半身全体の疲労も引き起こしてしまいます。普段休めていない手首や腕の筋肉をしっかりとほぐし、腕だけでなく肩や首のケアも行いましょう。

LESSON 5

# 弓矢のポーズ

左右 各30秒

効く症状　肩こり　首の疲れ

START POSITION

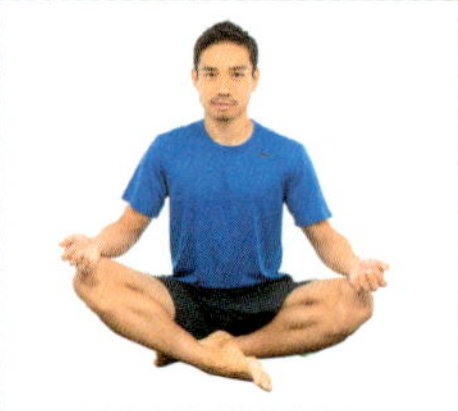

あぐら

## 首や肩の疲れがスッキリする

**両腕を弓矢のようにクロスさせ、矢になっている腕を伸ばします。肩は床と平行に保つように意識しましょう。**

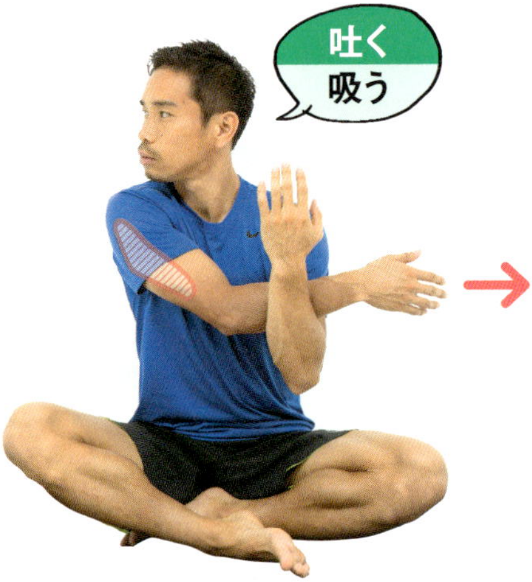


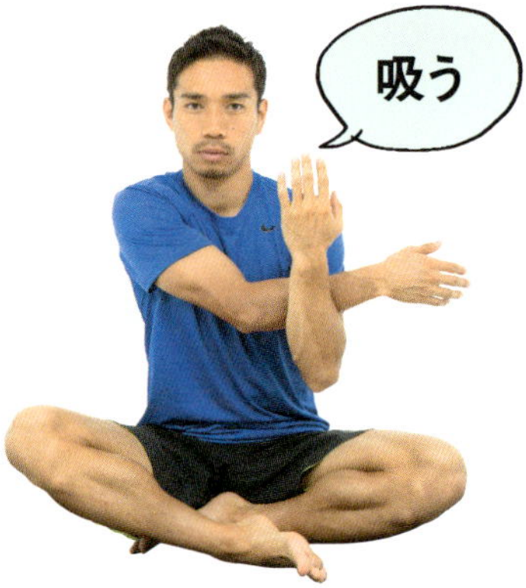


### 2 腕を伸ばす

押さえているほうの腕を引いて、矢になっている腕を伸ばす。顔は伸ばしている腕と反対の方向を向く。

### 1 腕を十字に組む

十字になるように片方の腕を伸ばし、手首とヒジの間のあたりをもう片方の腕で押さえる。

YOGATOMO POINT

### 背中はまっすぐ、肩は平行に

肩が上がると首から肩の筋肉が緊張してしまうので、必ず背すじを伸ばして肩が床と平行になるように。顔は腕と反対側に向けて、肩ごしに遠くを見ることで首まわりも伸びてほぐれます。

NG

肩が上がらないようにしましょう。首を長く伸ばす意識をもつと、肩を床と平行に保てます。

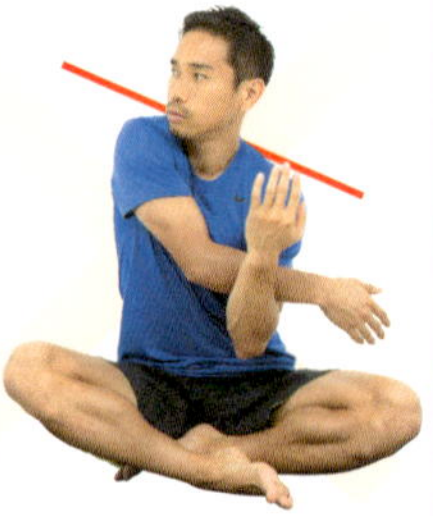

LESSON 6

# じゃんけんのポーズ

★

各15秒

効く症状　肩こり　背中の張り

## 背中の張りや肩の疲れに効果的

**両手を組んでぐるりと回し、手首と腕を伸ばします。肩をリラックスさせて肩甲骨を意識しましょう。**

START POSITION

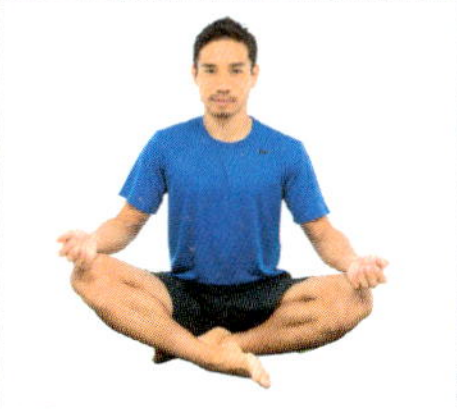

あぐら

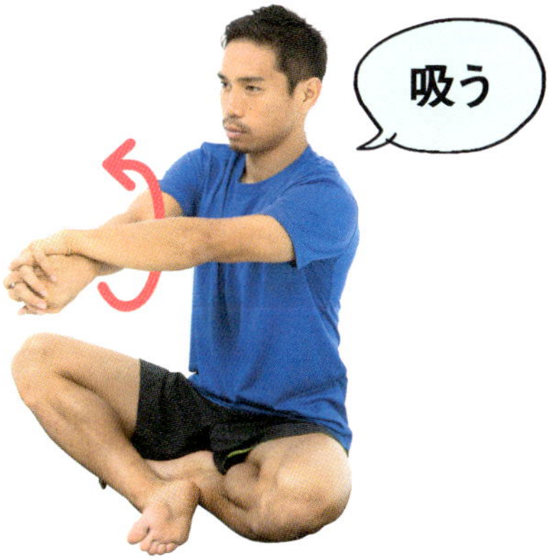


## 1 手を交差して組む

両手をクロスした状態で、胸の前で手を組む。

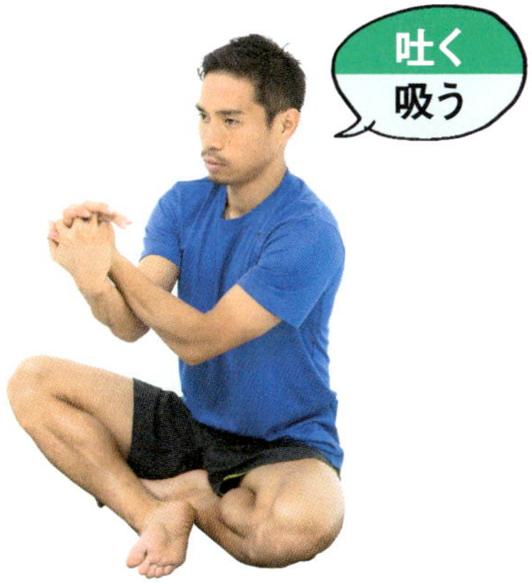


## 2 組んだ手を回す

組んだ手を体の内側から回して手首を伸ばす。手を組み替えて同様に行う。

## YOGATOMO POINT

### 腕を下げることで肩をリラックス

腕と肩甲骨を伸ばすポーズ。腕や手首を伸ばすことばかりに意識がいってしまうと腕が上がってしまい、肩に力が入ってしまいます。肩に力が入ると、肩甲骨付近の筋肉が緊張するため、十分にほぐすことができません。逆に、腕を下げて行うと肩がリラックスできるため、ポーズもとりやすく効果を感じることができます。仕事や家事の合間でもできるポーズなので、腕や肩に疲れを感じたら息抜きとして行ってみるとリフレッシュできます。

LESSON 7

# 合《がっ》せきのポーズ

30秒

**効く症状**

目の疲れ ／ 足のむくみ ／ 下半身のしびれ ／ 眠りにくい ／ 疲れやすい ／ 頭痛やめまい ／ 冷え性 ／ 憂鬱になる ／ イライラする

## 骨盤のゆがみを整えてリラックス

**「合せき」とは足の裏同士を合わせること。太ももから股関節の柔軟性を高めて、骨盤のゆがみを整えます。**

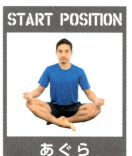

START POSITION

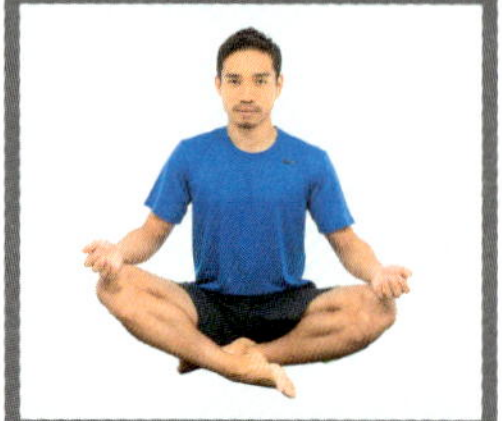

あぐら

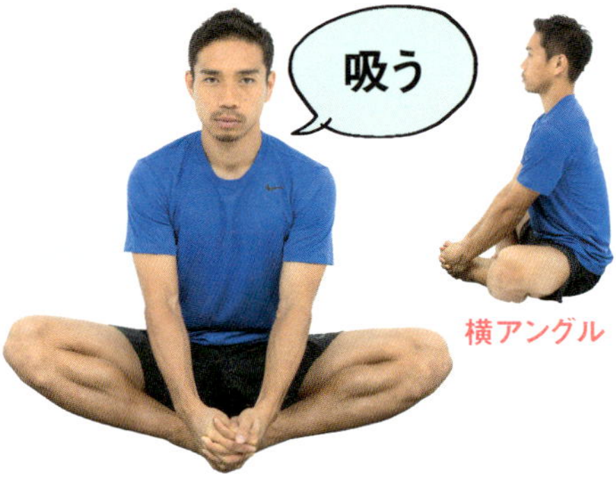


## 1 両足の裏を合わせる

両足の裏を合わせて、両手でできるだけかかとを体に引き寄せ、両ヒザを床に近づける。

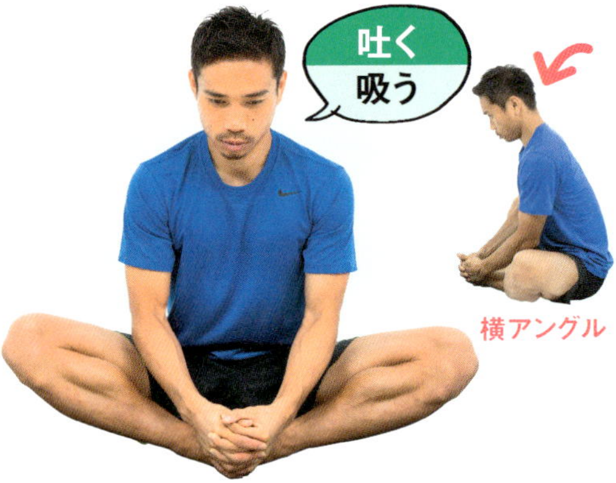


## 2 上半身を前へ倒す

背すじを伸ばし、息を吐きながら上半身を前に倒してキープ。息を吸いながら元に戻る。

YOGATOMO POINT

### 胸からではなくお腹から上半身を倒すイメージで

上半身を胸から前に倒そうとしがちですが、背中が丸まってしまい股関節が十分に伸びません。上半身を前に倒すときは、背すじを伸ばしてゆっくりと息を吐きながら、お腹から倒すイメージで行いましょう。股関節をほぐすことができると、下半身に溜まった一日の疲れがとれ、その後も疲れが溜まりにくい体に変わっていきます。簡単にできるポーズなのでお風呂上がりや寝る前など、毎日行うことが大切です。

LESSON 8

# 真珠貝のポーズ

**30秒**

効く症状：目の疲れ／背中の張り／腰痛／眠りにくい／疲れやすい／冷え性／憂鬱になる／イライラする

## 腰の疲れ・腰痛予防に効果的

**真珠貝の貝殻のようなイメージで上半身と下半身を引き合わせ、腰まわりを伸ばすポーズ。腰痛予防に最適です。**

START POSITION

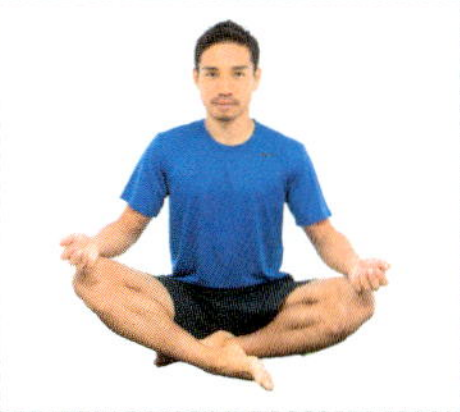

あぐら

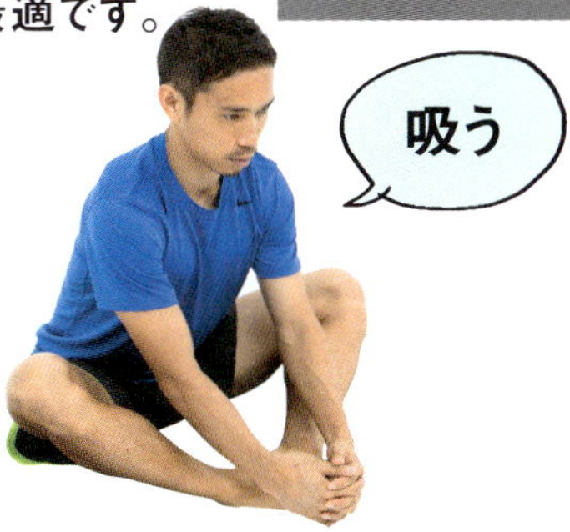


### 1 足を合わせてひし形をつくる

上半身の力を抜いて足の形がひし形になるよう、体から離した位置で両足の裏を合わせる。

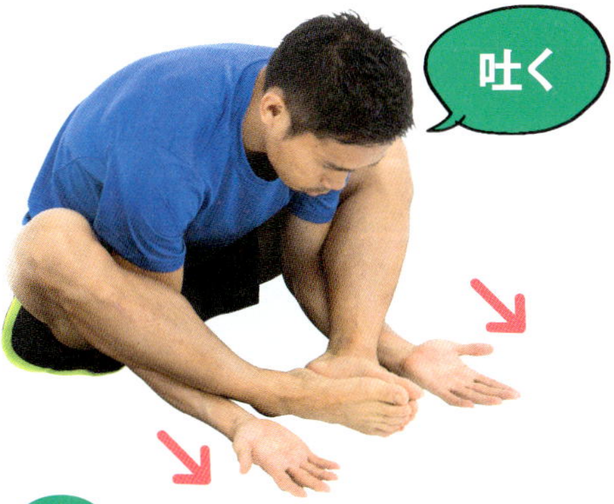


### 2 手を足の下に通す

ふくらはぎの下から両手を通す。上半身は脱力し、リラックスする。

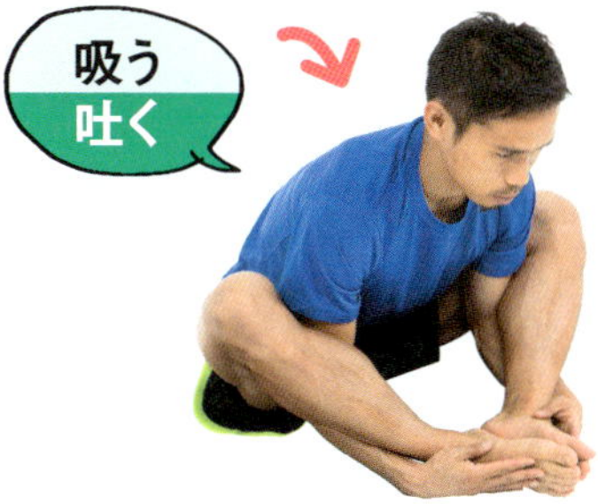

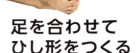


### 3 上半身を前に倒す

手を足首に添え、ゆっくりと息を吐きながら上半身を前に倒してキープする。

**YOGATOMO POINT**

### 息を吐きながら上半身を倒す

上半身を倒す際は、深く息を吐きながら倒すとより深く前屈することができ、腰をよく伸ばせます。

LESSON 9

# 座位のねじりのポーズ

ポーズ完成後 左右 各30秒

効く症状

- 下半身のしびれ
- 体型が変わった
- 太りやすい
- 食欲がない
- 頭痛やめまい
- 下痢便秘がち
- 集中力がない
- 憂鬱になる
- イライラする

## 腸の調子を整えて痩せ体質に

背すじを伸ばして上半身をねじると、腸などの機能が活性化されます。背骨の一本一本をねじるイメージで行いましょう。

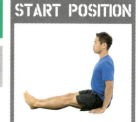

START POSITION

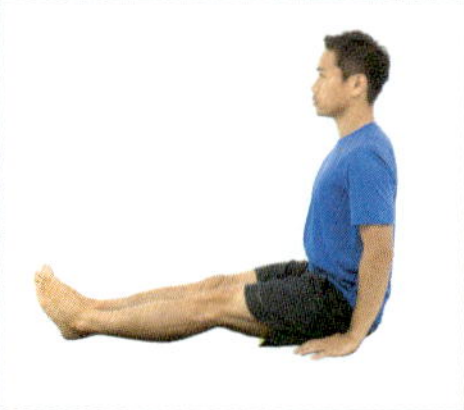

長座

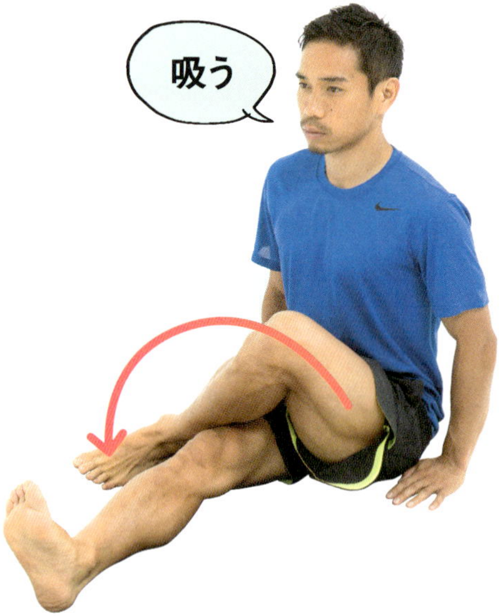


### 1 足をクロスさせる

背すじを伸ばした姿勢から、片足でもう片方の足をまたいでクロスさせる。

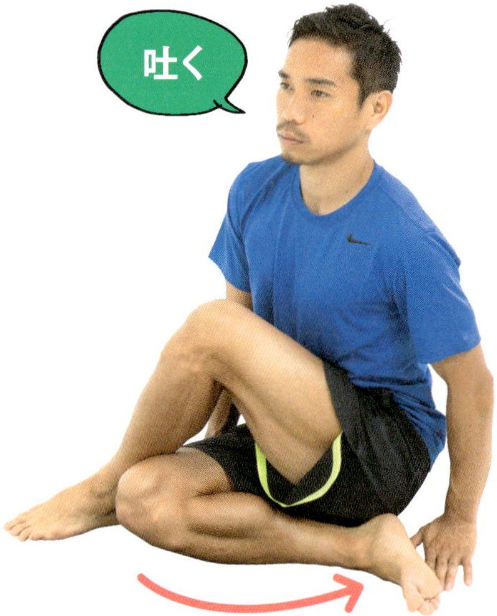


### 2 片足を折りたたむ

足首とふくらはぎが太もものつけ根にくるように、伸ばしていた足を折りたたむ。

**EASY**

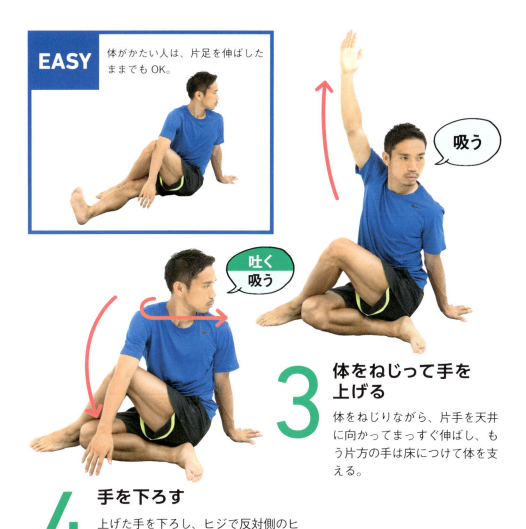

体がかたい人は、片足を伸ばしたままでも OK。

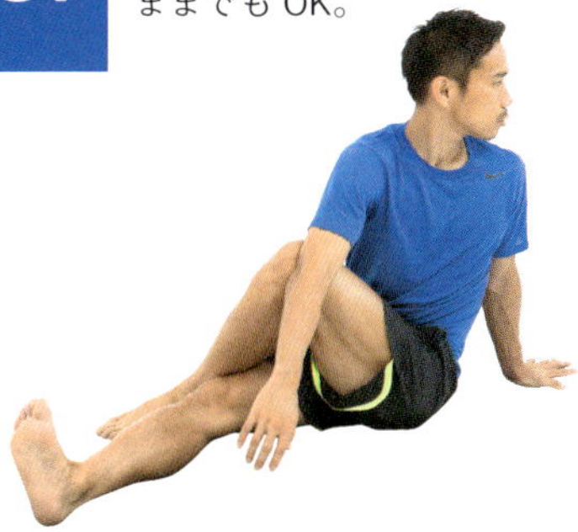

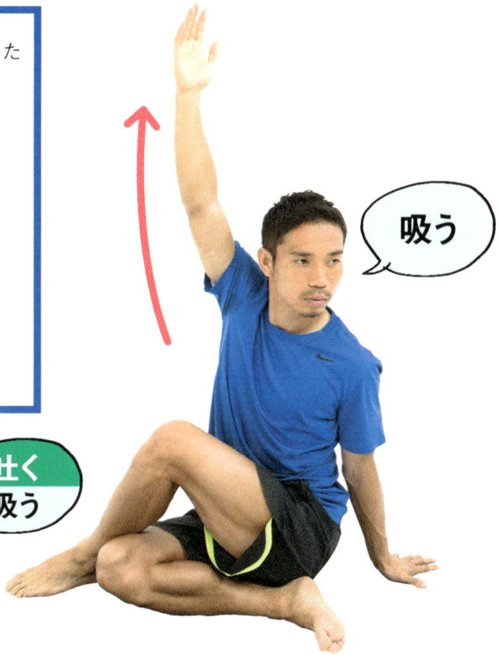


## 3 体をねじって手を上げる

体をねじりながら、片手を天井に向かってまっすぐ伸ばし、もう片方の手は床につけて体を支える。

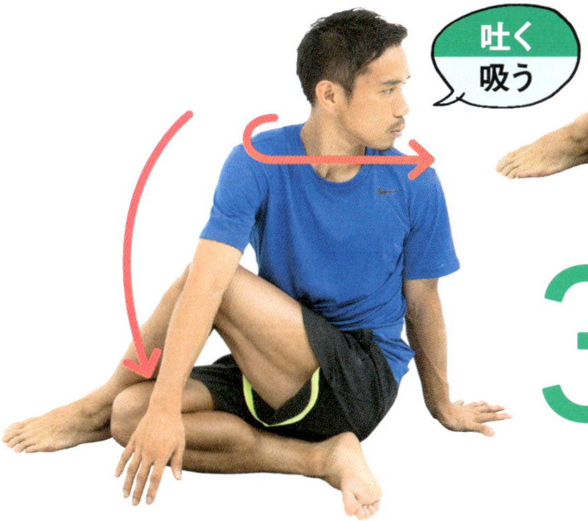


## 4 手を下ろす

上げた手を下ろし、ヒジで反対側のヒザを押さえるように上半身をねじる。目線は後ろ側に。反対側も同様に行う。

### YOGATOMO POINT

## 肩の力を抜いて背中はまっすぐに

肩に力が入ってしまうと、上半身の筋肉が緊張して効果が半減してしまいます。肩や腕で無理に体をねじろうとするのではなく、肩の力を抜いて上半身全体でねじるように意識しましょう。背中をまっすぐに伸ばして動作を行うことで、上半身全体のゆがみを改善するだけでなく、内臓機能の活性化につながります。さらに、お尻を浮かさないように動作を行うことで、さらにウエスト引き締め効果がアップします。

LESSON 10

# 長《ちょう》座《ざ》前《ぜん》屈《くつ》のポーズ

**30秒**

効く症状：目の疲れ／腰痛／足のむくみ／下半身のしびれ／太りやすい／疲れやすい／頭痛やめまい／憂鬱になる／イライラする

START POSITION

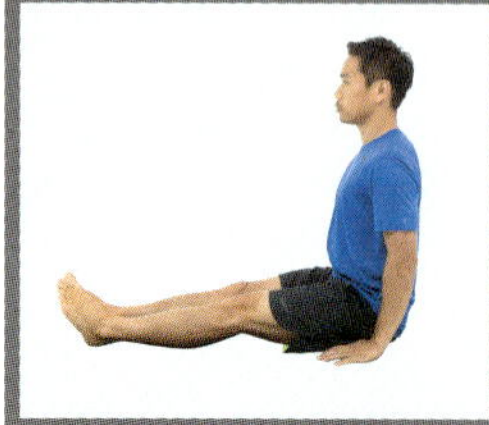

長座

## 坐骨神経痛の予防につながる

**前屈時に背すじを伸ばして下腹部を軽く引き締めると、下半身がよく伸び、しびれ等の予防になります。**

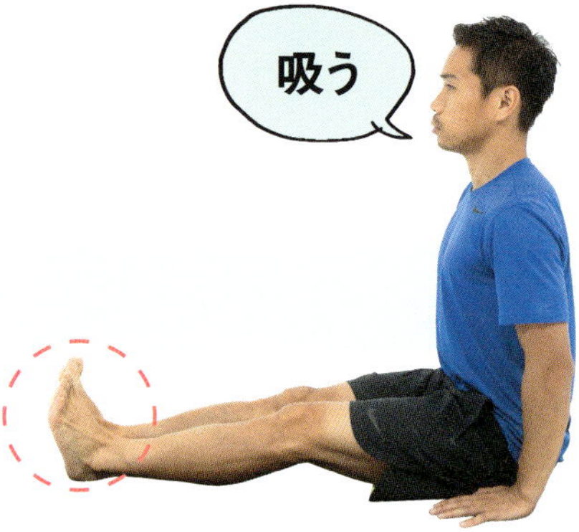

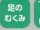


### 1 つま先を立てる

背すじを伸ばしたまま、つま先を天井のほうへ向けるように立てる。

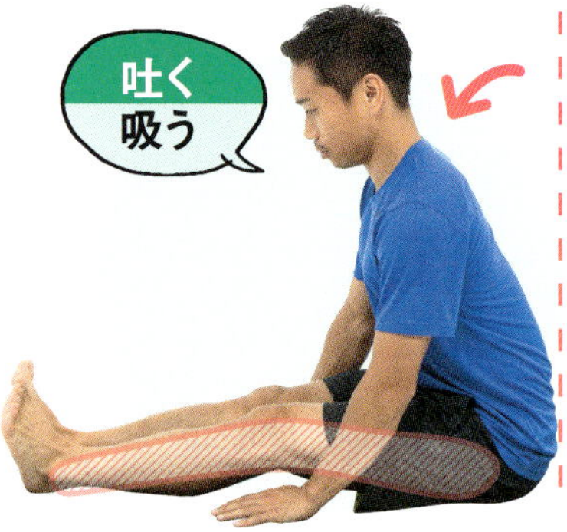


### 2 体を前に倒す

背すじを伸ばした状態で、息を吐きながら体をゆっくりと前へ倒し、足全体の裏を伸ばす。

### YOGATOMO POINT

**胸ではなくお腹を倒していくイメージで！**

胸から前屈しようとすると背中が丸まってしまいます。背すじを伸ばし、息を吐きながらお腹から上半身全体を前に倒す意識で行いましょう。体がかたい人はできるところまででキープを。

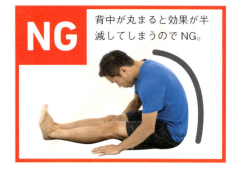

**NG**

背中が丸まると効果が半減してしまうのでNG。

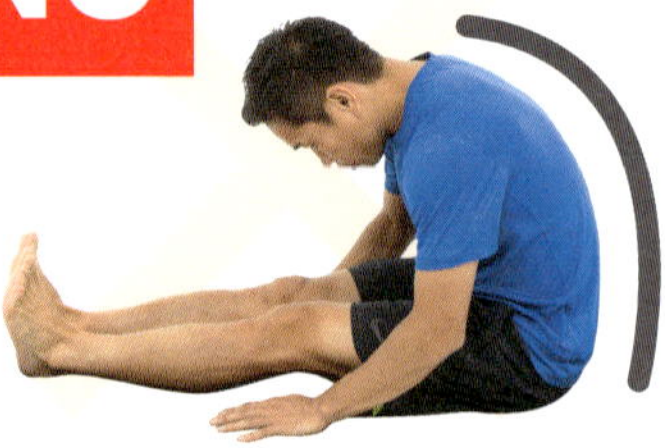

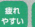

LESSON 11

# 開脚前屈《かいきゃくぜんくつ》のポーズ

**30秒**

効く症状：足のむくみ／姿勢が悪い／太りやすい／頭痛やめまい／冷え性／憂鬱になる／イライラする

START POSITION

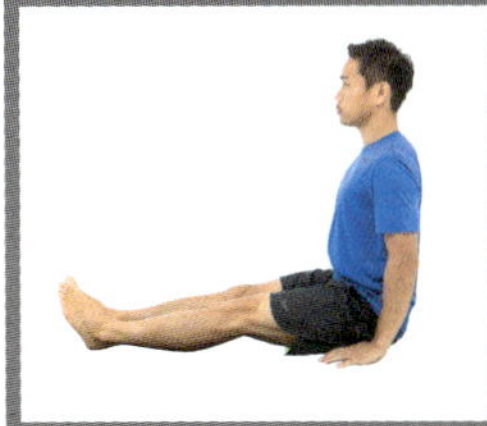

長座

## 足先の冷え性に効果的

**足を大きく開いてお腹から体を前に倒し、股関節を柔軟にします。下半身の血流もよくなるので、足先の冷え性対策にピッタリです。**

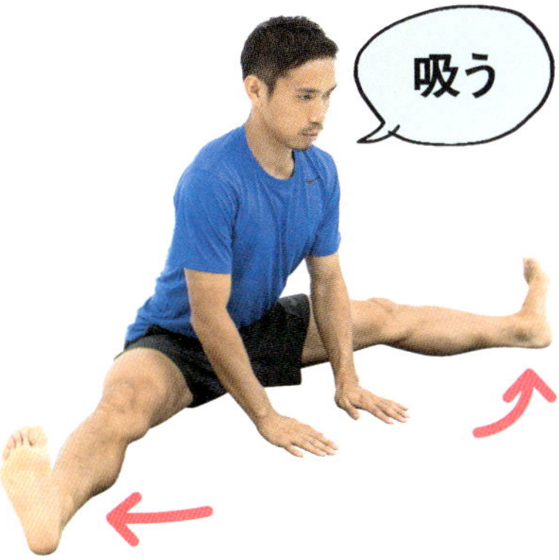


### 1 両足を開く

背すじをまっすぐ伸ばし、両足を大きく開いてつま先を天井へ立てる。

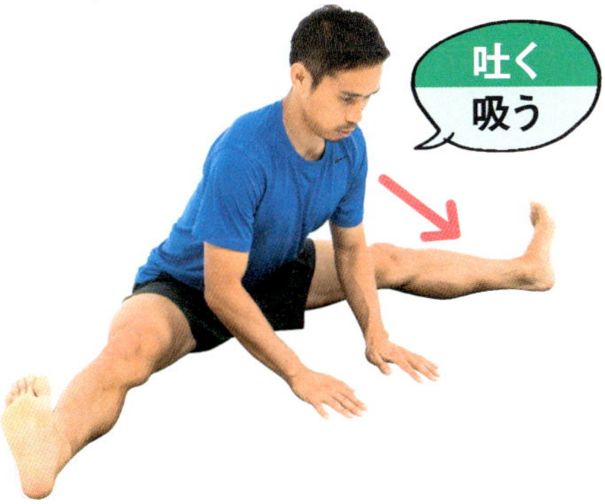


### 2 上半身を前に倒す

背すじをまっすぐ伸ばしたまま、お腹から上半身を前に倒してキープ。

**YOGATOMO POINT**

### 太ももの力をなるべく抜くように

太ももに力が入っていると、体がかたくなってしまい思うように前屈ができません。できるだけ太ももをリラックスさせて股関節をほぐしましょう。

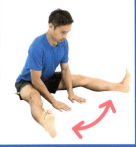

**EASY**

体がかたい人は無理をせずに、足を開く角度を狭くしてもOK。

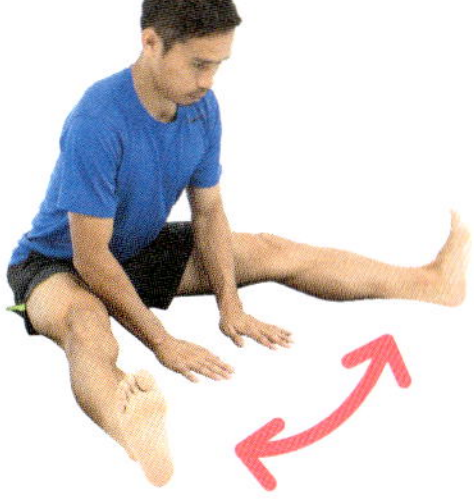

LESSON 12

# クワガタのポーズ

★

左右 各30秒

効く症状：腰痛／下半身のしびれ／太りやすい／疲れやすい／冷え性

START POSITION

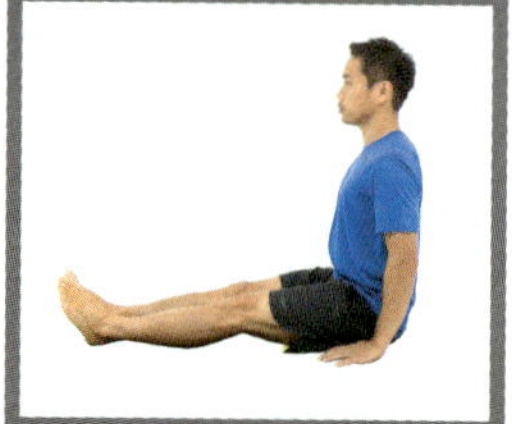

長座

## 全身疲労の回復に効果的

骨盤周辺の柔軟性を高めるポーズ。腰まわりの血行が促進され、冷え性の解消や、疲労回復が期待できます。

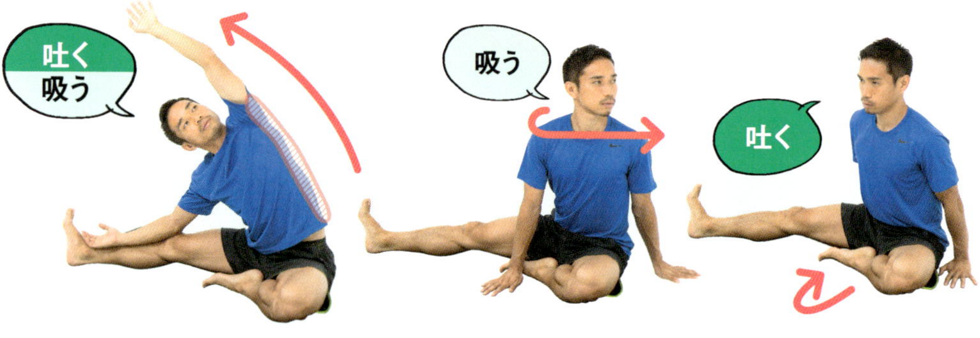


### 1 片足を折りたたむ

背すじを伸ばした状態で片足を開き、もう片方の足を折りたたむ。

### 2 上半身をねじる

上半身を折りたたんでいる足の方向にねじる。

### 3 弧を描くように腕を上げる

全身の力を抜いて弧を描くように腕を上げる。手のひらは上に向けて頭上でキープ。反対側も同様に行う。

YOGATOMO POINT

### 手のひらの向きで伸び方が変わる

手のひらの向きを下に向けると、より腰まわりや脇腹の筋肉が伸びます。筋肉をよく伸ばすと血行が促進されるため、冷え性や疲労感の解消につながります。

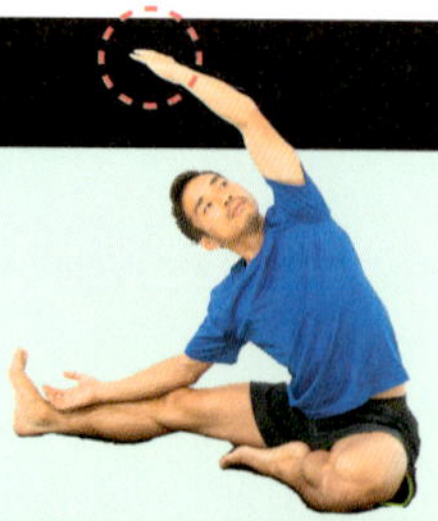

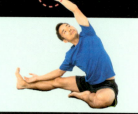

LESSON 13

# 腕を折りたたむポーズ

★

30秒

効く症状：肩こり　背中の張り

## 背中の疲れ、肩こりを減らす

**手首から肩まで、腕の筋肉全体を伸ばします。肩甲骨まわりの柔軟性を高めることで、上半身が楽になります。**

START POSITION

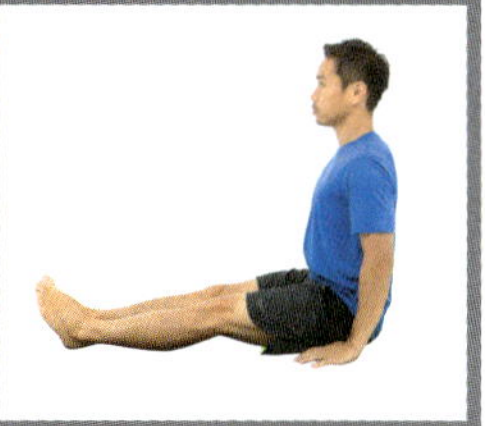

長座

OTHER POSITION

お尻を持ち上げてしゃがみながら行ってもOK。人によってはこの形のほうがやりやすい場合もあります。

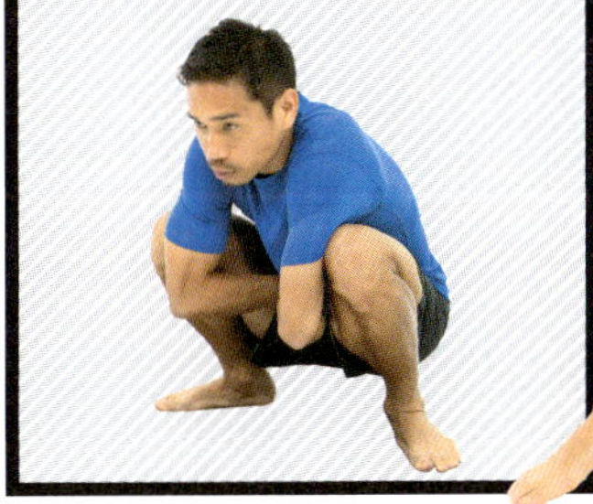

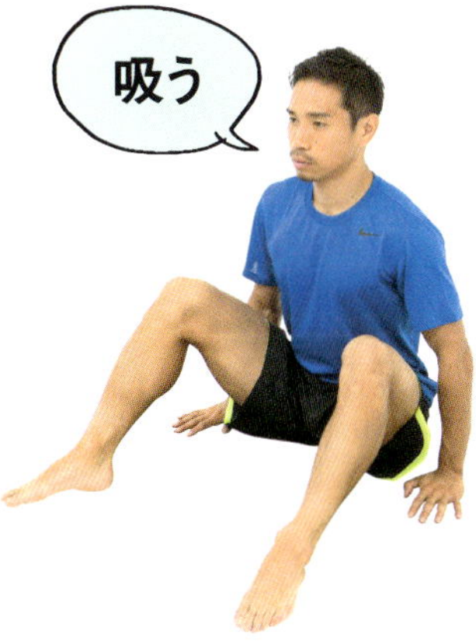


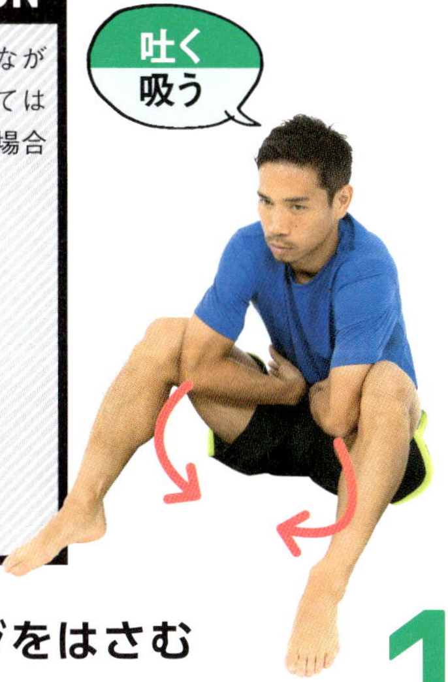


### 1 ヒザを立てる

背すじを伸ばし、ヒザを立てて座る。

### 2 ヒザでヒジをはさむ

両腕を足の間にはさみ、手首を折りたたんで手の甲をお腹にあてる。両ヒジをはさむイメージで両ヒザをしめる。

## YOGATOMO POINT

### 背中の伸びも意識しよう

腕のほうに意識がいきがちなポーズですが、背中が伸びているかどうかも意識しましょう。手首～ヒジ～肩～背中と腕の筋肉はつながっているため、手首と腕だけでなく肩甲骨を動かすことを意識すると、背中も伸びて効果的です。仕事や家事で疲れやすい背中・肩の筋肉がほぐれることで、体調改善につながります。

LESSON 14

# 首のばしのポーズ

★

首を倒す 各10秒

首をまわす 1周10秒×左右 各3周

START POSITION

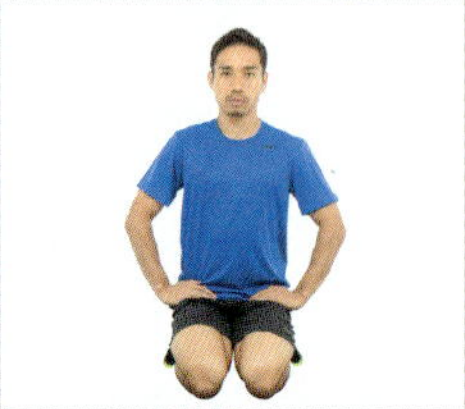

正座

効く症状

肩こり / 目の疲れ / 首の疲れ / 憂鬱になる / イライラする

## スマホ閲覧等で疲れた首に効く

スマホを使う頻度が多いと、首に疲れが溜まりがち。もはや国民病とも言える“スマホ首”解消に期待大です。

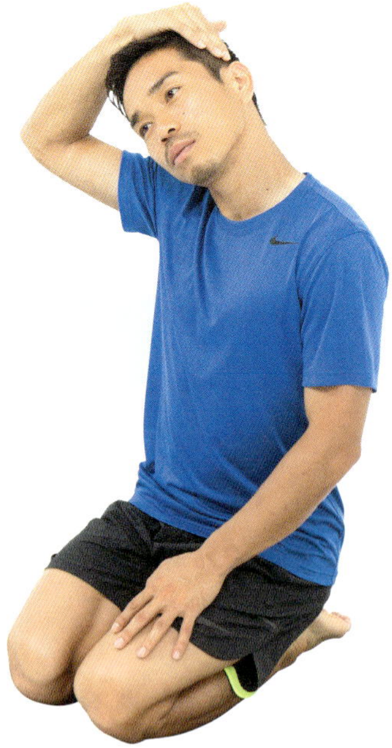

### 1 首を横に倒す

片手で首を横に倒し、首の横側と肩を伸ばす。反対側も同様に行う。

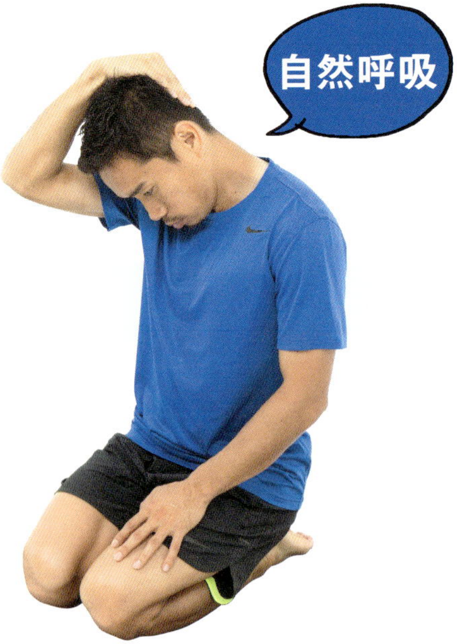


### 2 首を斜め前に倒す

そのまま首を斜め前に倒して後ろの首筋を伸ばす。反対側も同様に行う。

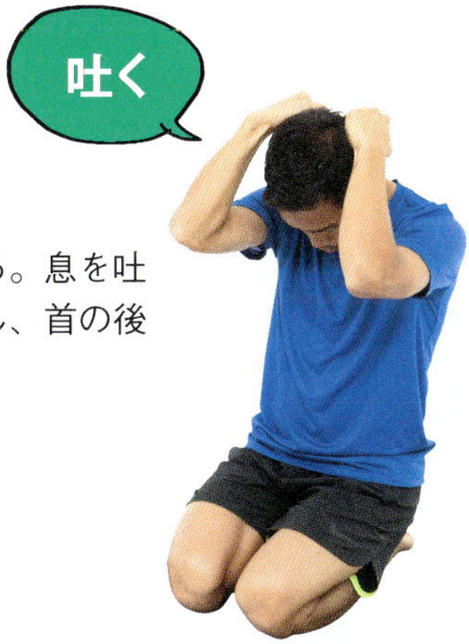


## 3 首を前に倒す

両手を後頭部に添える。息を吐きながら首を前に倒し、首の後ろ側を伸ばす。

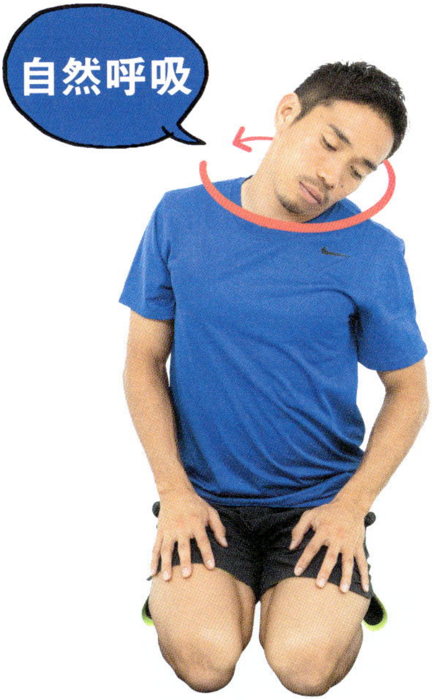


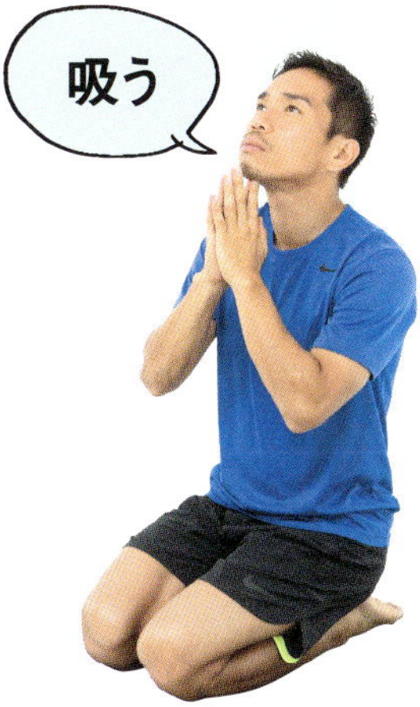


## 5 首を回す

ゆっくりと首を360度回す。反対回りも同様に行う。

## 4 アゴを持ち上げる

背すじを伸ばし、両手を合わせて人差し指でアゴを持ち上げ、首の前側を伸ばす。

### YOGATOMO POINT

**適度な加減で行う**

首は痛めやすいので、力を入れずに気持ちいいと思うくらいの加減で行いましょう。手で無理やり首を押さえず、手は添えるだけで頭の重さを利用して伸ばすことが大切です。

### NG

背中が丸まると首がしっかりと伸びないのでNG。

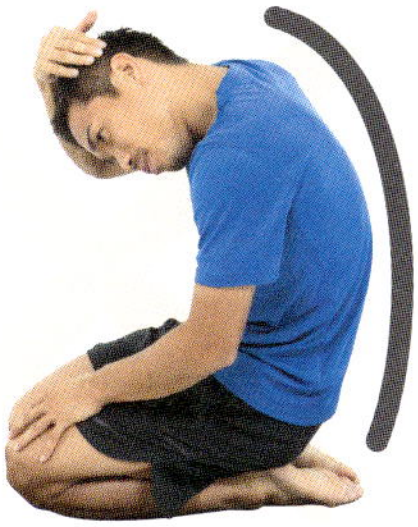

LESSON 15

# ほら穴のぞきのポーズ

★

**左右 各30秒**

効く症状：肩こり／背中の張り／姿勢が悪い／太りやすい／頭痛やめまい／憂鬱になる／イライラする

START POSITION

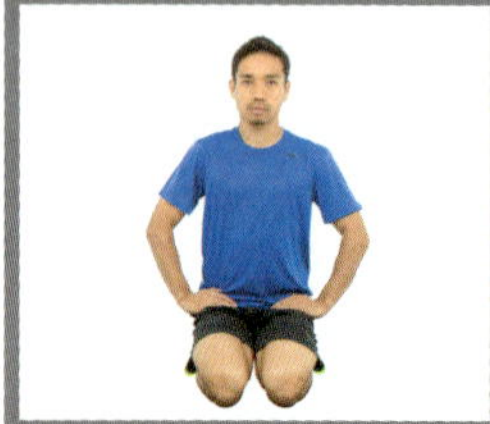

正座

## 肩まわりをほぐして猫背を改善!

**ほら穴をのぞくようなイメージで、胸や肩甲骨まわりの柔軟性を高めます。姿勢の改善にも効果的です。**

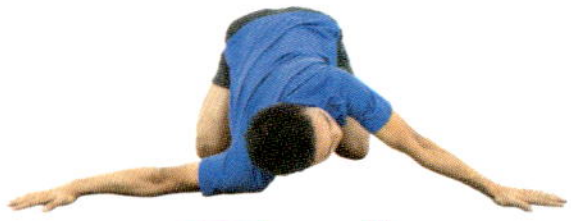

正面アングル

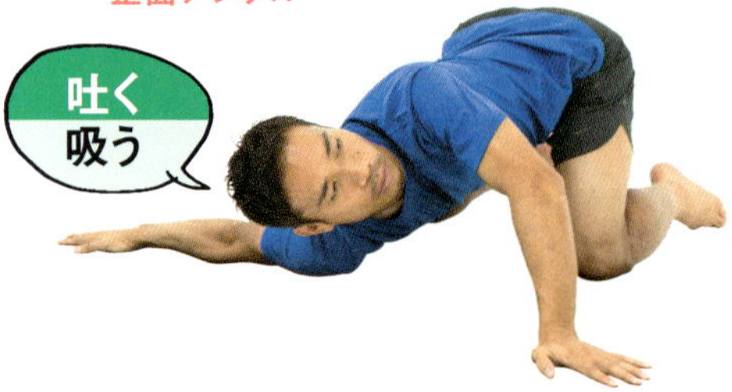


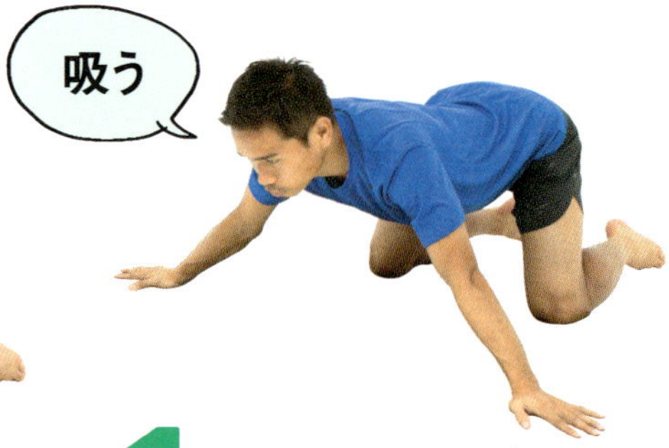


### 1 両手を広げる

ヒザは正座のまま、両手を大きく広げて床につける。正座が難しい人は、足を開いてもOK。

### 2 肩を床に近づける

上半身をねじりながら、片方の肩を床に近づける。顔と胸は斜め上に向ける。反対側も同様に行う。

## YOGATOMO POINT

### 肩甲骨を動かす意識をもつ

腕や腰で体をねじるのではなく、肩甲骨を動かして肩を床に近づけるイメージで行いましょう。肩甲骨を意識することで可動域が広がります。また、顔と胸を上に向けることでさらなる伸びの効果が得られ、肩まわり全体をほぐすことができます。猫背の改善も期待できるため、姿勢を改善したい人は毎日行いましょう。

# LESSON 16 花びらのポーズ

★

左右 各5往復

START POSITION

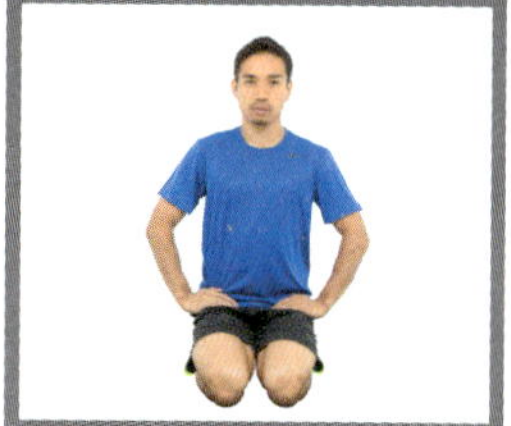

正座

効く症状

- 肩こり
- 腕・手首の疲れ
- 背中の張り

## 慢性的な肩こりを解消

**花びらのように両手首を揃え、背中をほぐすポーズ。肩から背中にかけて疲れを感じたときにオススメです。**

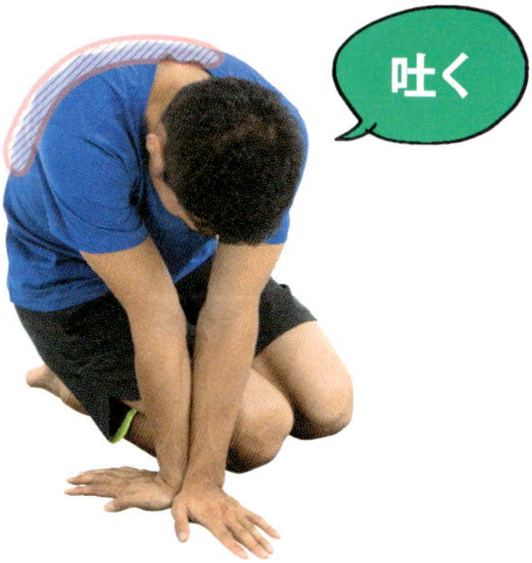


### 1 両手首を揃える

両手首を揃え、足の外側で床につける。背中を丸めて息を吐きながら下を向き、背中を伸ばす。

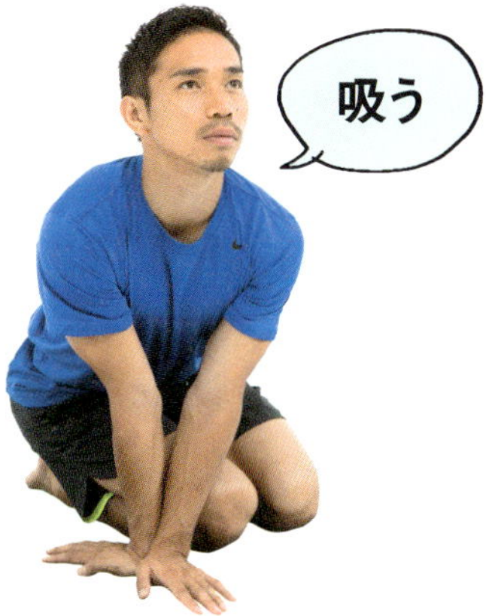


### 2 背中を反らす

背中を反らして息を吸いながら顔を上に向けてキープ。1と2の動作を繰り返し行う。
反対側も同様に行う。

## YOGATOMO POINT

### 顔の向きに合わせて深く呼吸を

動作を行うときは忘れずに呼吸も行いましょう。特に、上を向いて胸を開くときに大きく息を吸うとリラックスにもつながります。常に肩甲骨とその間にある背骨を意識すると、肩まわりの筋肉がほぐれて関節の可動域が広がります。肩こり解消につながるため、慢性的な肩の不調に悩んでいる人はお風呂上がりや寝る前に毎日継続して行ってみてください。

LESSON 17

# うさぎのポーズ

ポーズ完成後 **30**秒

**効く症状**

肩こり / 目の疲れ / 首の疲れ / 食欲がない / 頭痛やめまい / 下痢便秘がち / 憂鬱になる / イライラする

START POSITION

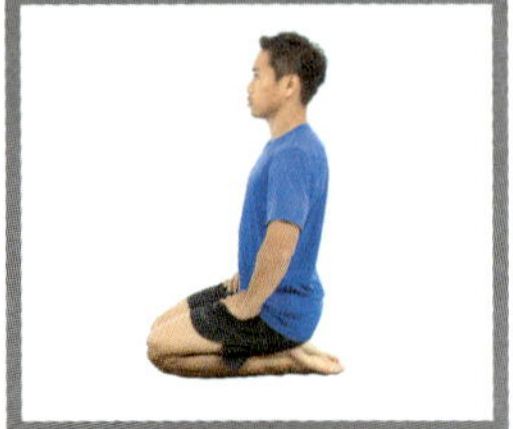

正座

## 目の疲れをスッキリ解消！

**視神経が集まる頭頂部のツボを刺激するポーズ。目の疲労回復や気持ちを落ちつかせる効果があります。**

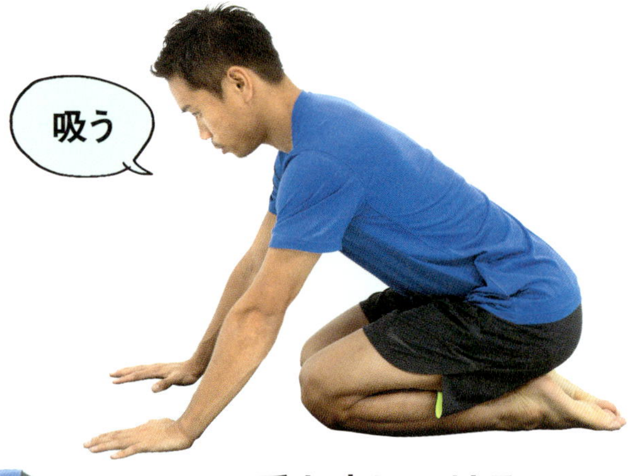


## 1 手を床につける

手を床につけて
上半身を前に倒す。

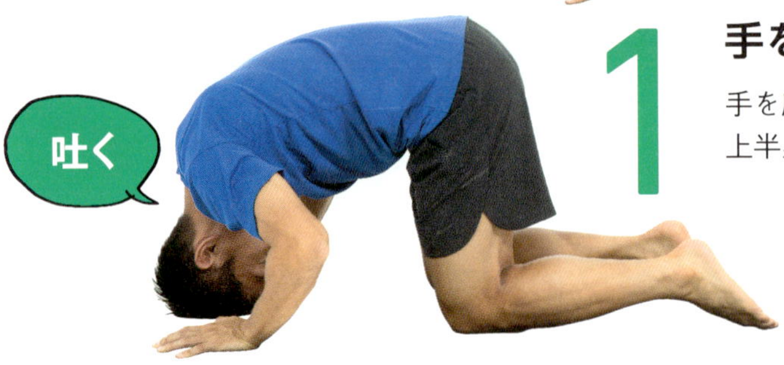


## 2 頭を床につける

ゆっくりとお尻を持ち上げ、広げた両手の間で頭頂部を床につける。

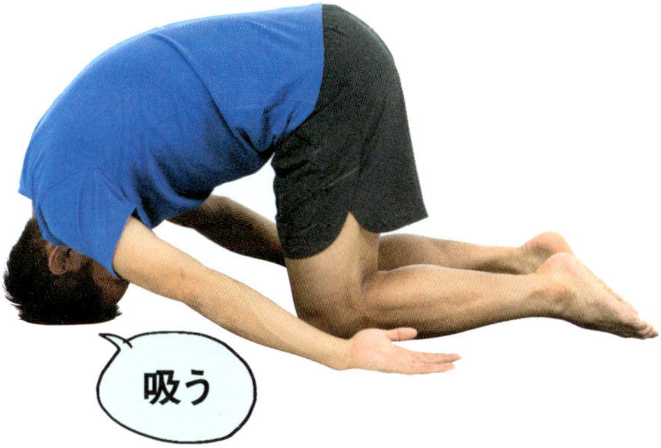


## 3 手を体の横に置く

手を体の横に置いて、手のひらを上に向ける。

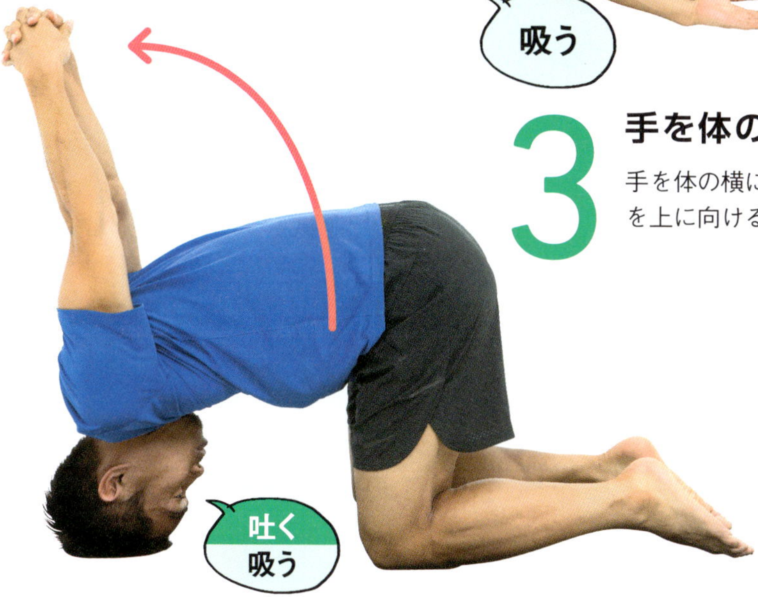


## 4 体の後ろで手を組む

体の後ろで手を組み、ゆっくりと腕を頭のほうへ持ち上げて姿勢をキープ。ポーズが終わったらゆっくりと元に戻る。

### YOGATOMO POINT

### 手を伸ばすときは痛くならない程度に

負荷をかけたいときは、体の後ろに上げた手をより上げると効果的ですが、絶対に無理をしないようにしましょう。頭頂部や首、背中の筋肉を痛めることにつながってしまうので、気持ちいいと感じるくらいのところでキープしてください。また、頭頂部を刺激したあと、すぐに起き上がるとクラクラしてしまいます。終了時は、腕を下ろして頭を床につけた状態で少し休んでから、ゆっくりと起き上がりましょう。

# LESSON 18 ネコのポーズ

5往復

効く症状

- 肩こり
- 首の疲れ
- 背中の張り
- 腰痛
- 眠りにくい
- 疲れやすい
- 頭痛やめまい
- 憂鬱になる
- イライラする

## 頭痛やめまいを解消！

**ネコのように背中を“丸める・伸ばす”を繰り返すポーズ。リラックス効果があり、自律神経を整えます。**

START POSITION

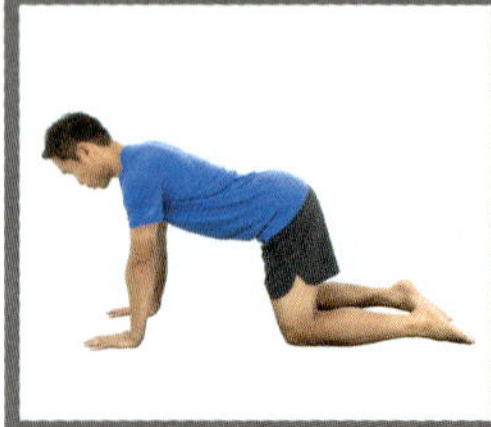

四つ這い

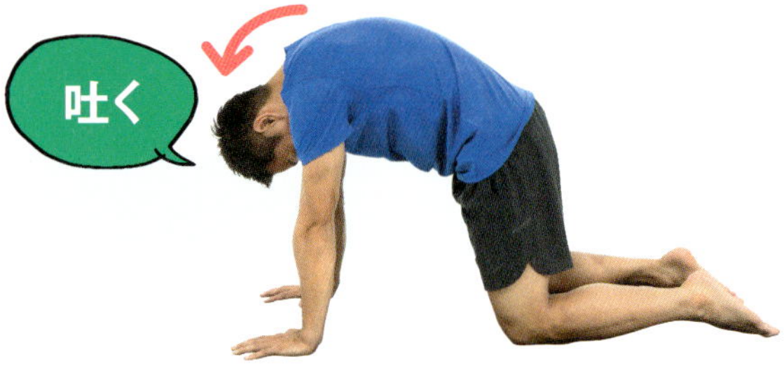


## 1 背中を丸める

四つ這いの状態で息を大きく吸い、吐きながら背中を丸める。顔は下に向ける。

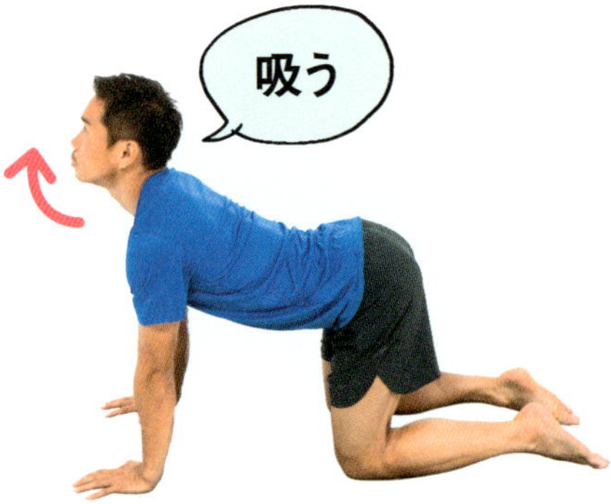


## 2 背中を伸ばす

息を吸いながら胸を張って背中を伸ばす。顔は天井を見上げる。1と2を繰り返す。

### YOGATOMO POINT

## 背中にきれいなアーチをつくるイメージで

背中を丸めるときは息を吐きながらおへそを見ると、背中がきれいなアーチ形になります。逆に背中を伸ばすときは、息を吸いながら天井を見つめると、きれいな三日月形に。背中の形を意識しながらこの2つの動作を繰り返すと、背中の柔軟性が高まります。また、上を向くときに胸が広がって呼吸がしやすくなるため、リラックス効果もあります。

LESSON 19

# ネコの伸びのポーズ

ポーズ完成後 **30**秒

効く症状：肩こり／首の疲れ／背中の張り／腰痛／眠りにくい／疲れやすい／憂鬱になる／イライラする

## 肩こり・首痛・背中痛にはコレ!

**ネコが伸びをするように、思い切り体を伸ばして背骨に刺激を与えると、肩・首・背中の張り解消に効果的です。**

START POSITION

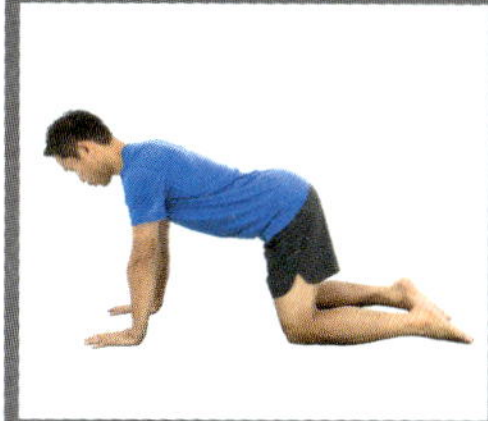

四つ這い

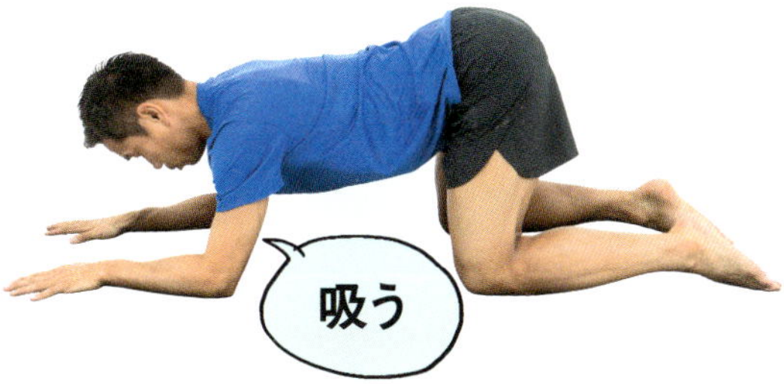


### 1 ヒジを床につける

両手は肩幅に広げてヒジを床につける。

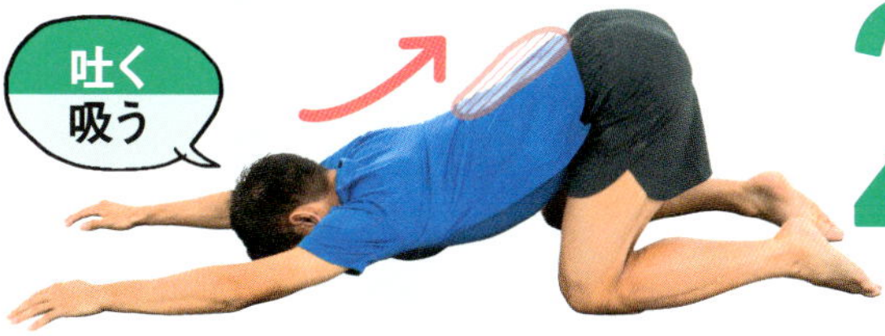


### 2 両手を伸ばして体も伸ばす

そのまま両手を伸ばしてお尻を突き出し、ゆっくりと背中を反らすように伸ばしてキープ。

## YOGATOMO POINT

### 胸を床に近づけるように

お尻を高く上げて胸を床につけるようなイメージで行うと、上半身全体が伸びるため効果的です。簡単に見えるポーズですが、肩・首・背中と疲れて張りが出やすい場所全体に効くので、お風呂上がりや寝る前などにゆっくりと行いましょう。パソコン業務やスマホ操作等で疲れた上半身をほぐし、一気にリフレッシュすることができます。

LESSON 20

# ネコの伸びのポーズ ～大車輪タイプ～

★

1周10秒 × 前後 各3周

効く症状：肩こり／背中の張り／腰痛／太りやすい／憂鬱になる／イライラする／体幹を鍛えたい

START POSITION

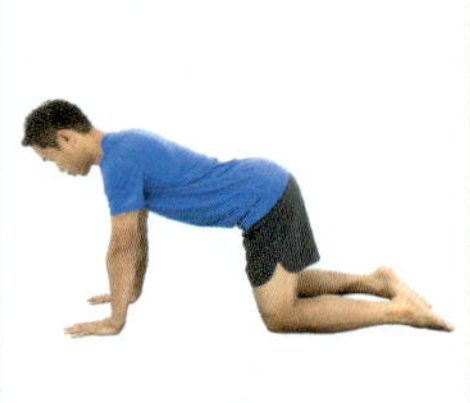

四つ這い

## 疲労回復などの諸症状に効果的

LESSON 18・19のネコのポーズを一連の流れで行うことで、上半身の筋肉をほぐせます。腕の筋肉・体幹を鍛える動作ですが、呼吸を忘れずに行いましょう。

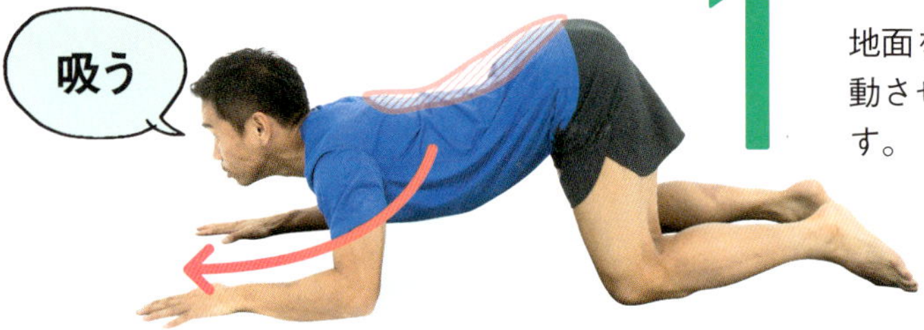


### 1 重心を前に移動

地面を這うように重心を前に移動させ、頭を上げて背中を反らす。

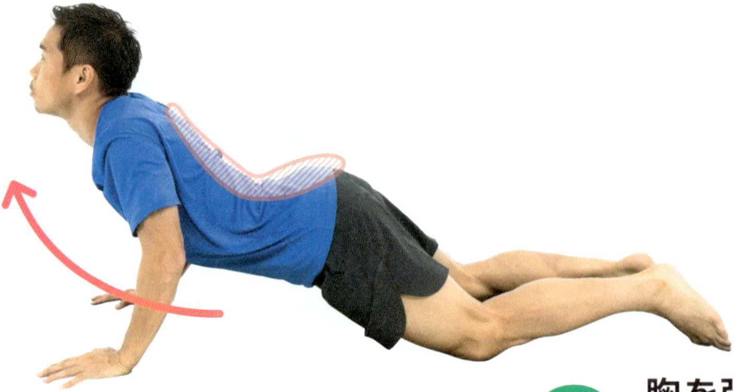

### 2 胸を張って首を上げる

両腕を伸ばして胸を張り、背中を反らせて天井を見上げる。

郵 便 は が き

52円切手を
お貼り
ください

101-0003

**東京都千代田区一ツ橋2-4-3**
**光文恒産ビル2F**

**(株)飛鳥新社　出版部第二編集**

**『長友佑都のヨガ友』**
読者カード係行

フリガナ
ご氏名

性別　男・女
年齢　　　歳

フリガナ
ご住所〒

TEL　　　（　　　　）

ご職業
1.会社員　2.公務員　3.学生　4.自営業　5.教員　6.自由業
7.主婦　8.その他（　　　　　　　　　　）

お買い上げのショップ名　　　　　　所在地

★ご記入いただいた個人情報は、弊社出版物の資料目的以外で使用することはありません。

このたびは飛鳥新社の本をご購入いただきありがとうございます。
今後の出版物の参考にさせていただきますので、以下の質問にお答えください。ご協力よろしくお願いいたします。

■この本を最初に何でお知りになりましたか

1.新聞広告（　　　　　　　新聞）　2.雑誌広告（誌名　　　　　　　　　　）
3.新聞・雑誌の紹介記事を読んで（紙・誌名　　　　　　　　　　　　　　）
4.TV・ラジオで　5.書店で実物を見て　6.知人にすすめられて
7.その他（　　　　　　　　　　　　　　　　　　　　　　　　　　　　　）

■この本をお買い求めになった動機は何ですか

1.テーマに興味があったので　2.タイトルに惹かれて
3.装丁・帯に惹かれて　4.著者に惹かれて
5.広告・書評に惹かれて　6.その他（　　　　　　　　　　　　　　　　　）

■本書へのご意見・ご感想をお聞かせください

■いまあなたが興味を持たれているテーマや人物をお教えください

※あなたのご意見・ご感想を新聞・雑誌広告や小社ホームページ上で
1.掲載してもよい　2.掲載しては困る　3.匿名ならよい

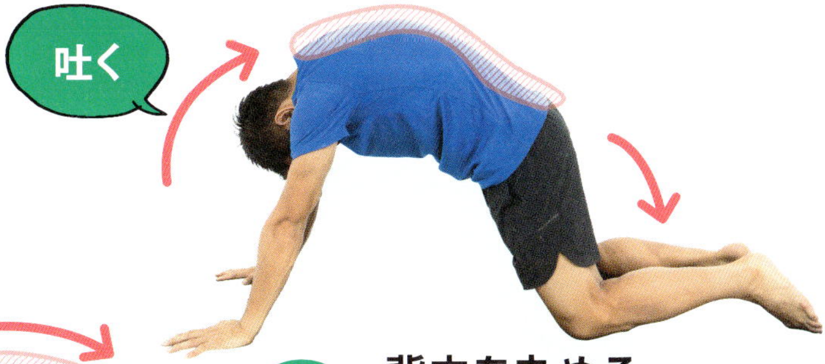

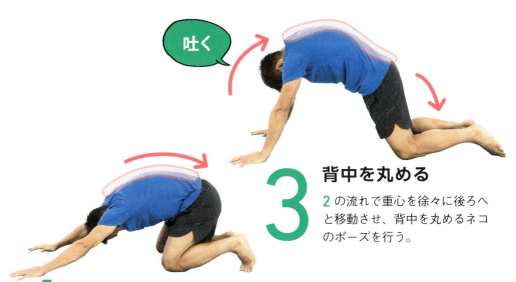

## 3 背中を丸める

2の流れで重心を徐々に後ろへと移動させ、背中を丸めるネコのポーズを行う。

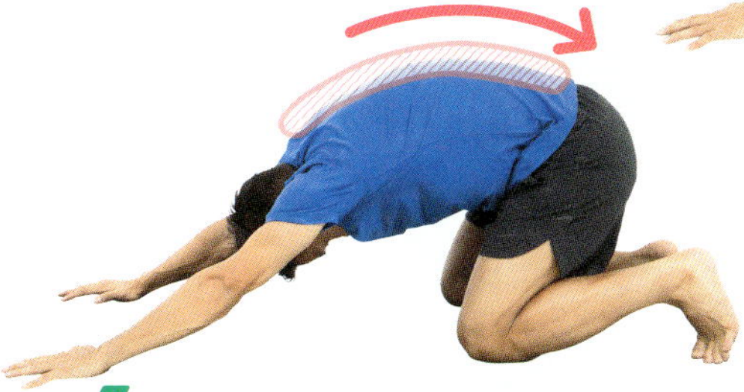

## 4 両腕を伸ばす

そのまま重心を後ろに移動させ、両腕を伸ばす。

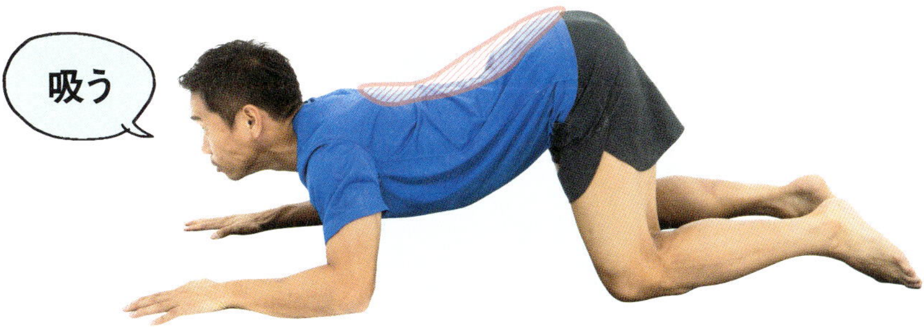


## 5 元の位置に戻る

一周して元の位置に戻る。一連の流れを繰り返す。反対まわりも同様に行う。

### YOGATOMO POINT

### 背中をしっかりと丸めて伸ばす

LESSON18のネコのポーズ、LESSON19のネコの伸びのポーズを一連の流れで回転させて行う上級編のポーズ。急いで行うとしっかり体が伸びないため、それぞれの動作で丸めるところ、伸びているところを意識しながらゆっくりと行うことがポイントです。慣れてくるとスムーズにできるようになるので繰り返し練習してみましょう。

LESSON 21

# 針の糸通しのポーズ

ポーズ完成後 左右 各30秒

効く症状：肩こり／背中の張り／体型が変わった／眠りにくい／食欲がない／下痢便秘がち

START POSITION

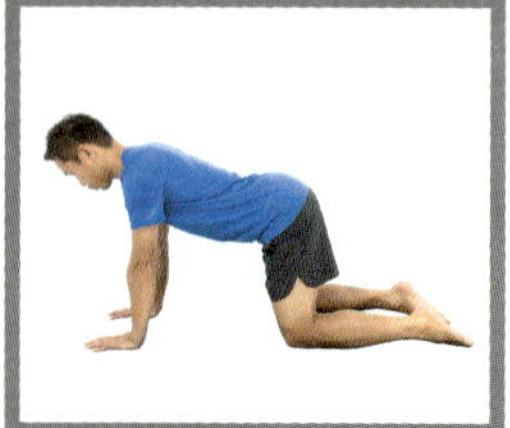

四つ這い

## 背中が楽になり快眠につながる

**背骨をねじって肩まわりをほぐすことで、肩こりや背中の疲れが解消され、睡眠の質も上がります。**

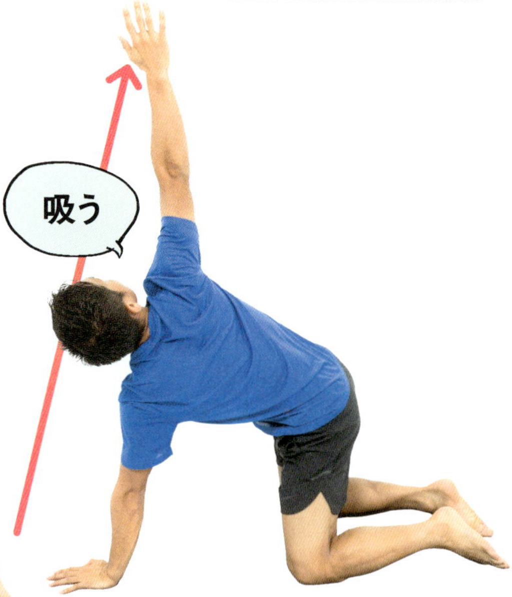


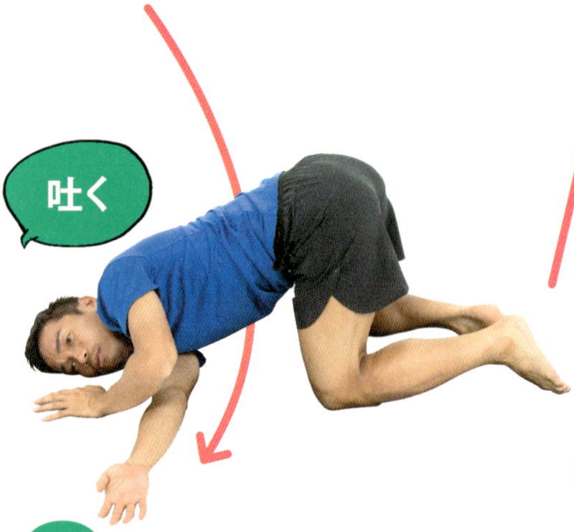


### 1 片手を上に向けて伸ばす

片方の腕を大きく天井に向けて伸ばす。目線は天井に向け、胸を大きく張って腕は曲がらないように。

### 2 脇の下に手を入れる

伸ばした手を脇の下からくぐらせ、頭・肩を床につける。

# 3 もう片方の手を天井へ上げる

床についていた手を天井へ向けて持ち上げ、胸を開いて大きく広げて伸ばす。

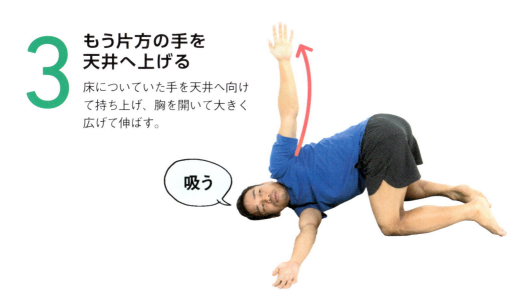

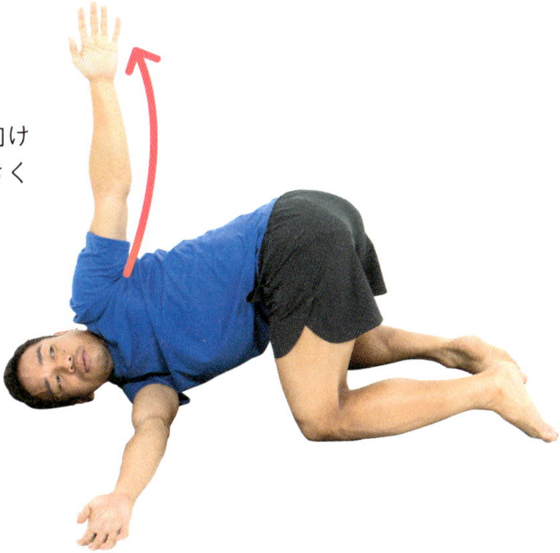


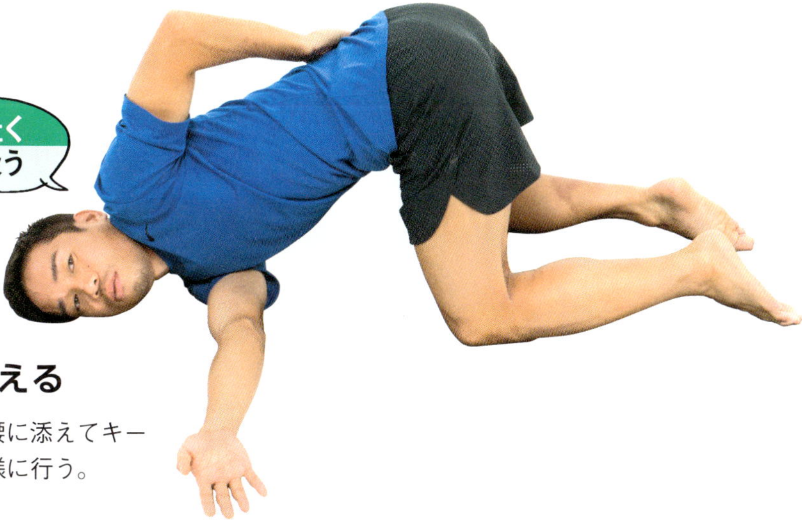


# 4 手を腰に添える

**3** で広げた手を腰に添えてキープ。反対側も同様に行う。

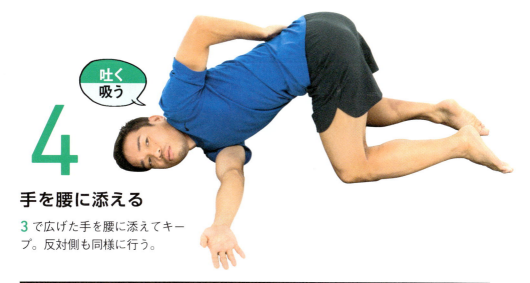

## YOGATOMO POINT

### 手だけでなく胸が開くようにねじる

**3** では手を上げることだけに集中しがちですが、それよりも胸を開くことに意識を向けましょう。そうすると、しっかりと肩まわりと背中を伸ばすことができますし、胸を開く効果で気分も前向きになります。その際、首を痛めないように注意しましょう。

# LESSON 22 見返り美人のポーズ

ポーズ完成後 左右 各30秒

START POSITION

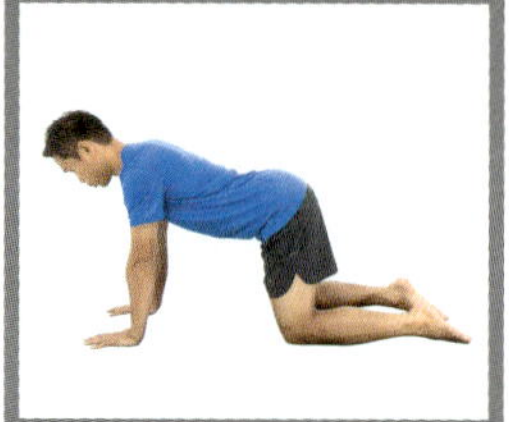

四つ這い

効く症状: 腰痛 / 体型が変わった / 太りやすい / 冷え性 / 体幹を鍛えたい

## くびれをつくり、ダイエットにも!

**体幹を使ってわき腹を縮める動作なので、わき腹のシェイプアップにつながります。ダイエットしたい人にもオススメ。**

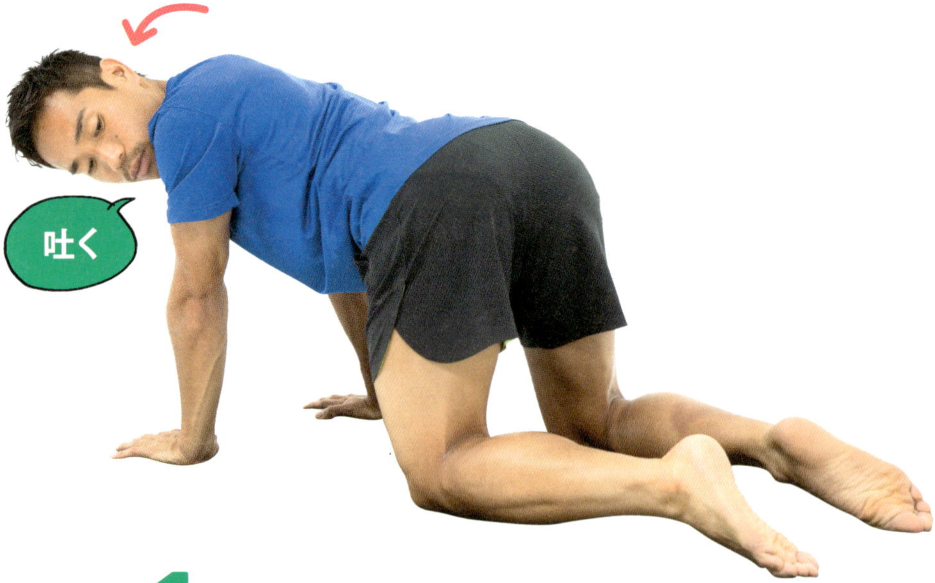


### 1 片側のお尻に重心を寄せる

片方のお尻に重心を寄せて、目線は重心を寄せたお尻に向ける。

OTHER ANGLE

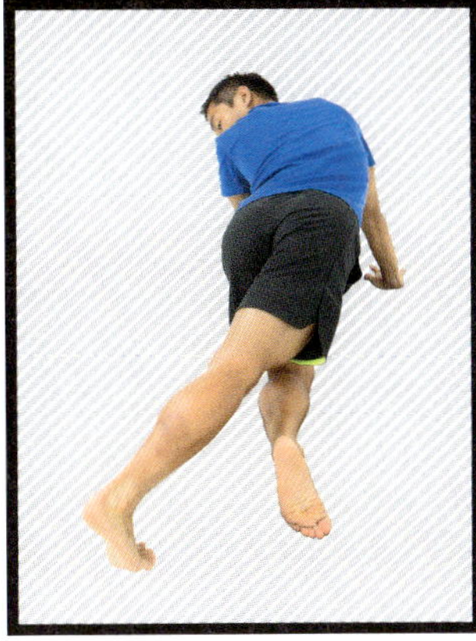

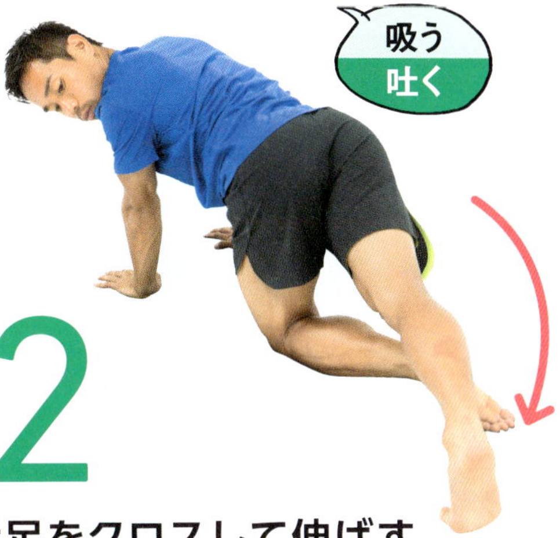


## 2 片足をクロスして伸ばす

片足をクロスさせて遠くに伸ばす。目線をクロスした足に向け、姿勢をキープ。

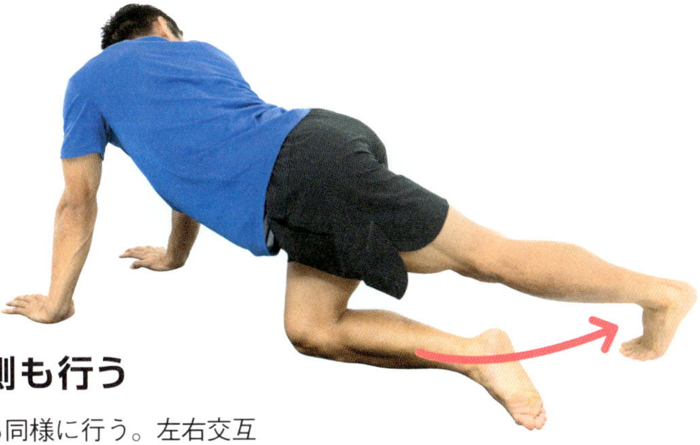

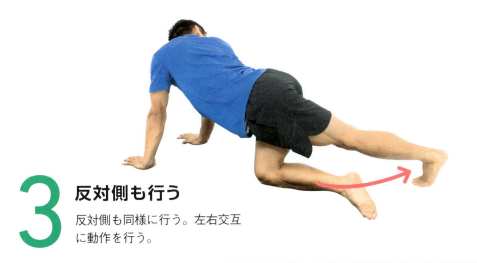

## 3 反対側も行う

反対側も同様に行う。左右交互に動作を行う。

### YOGATOMO POINT

## お腹が沈まないように腰は高い位置でキープ

体の中心に力を入れ、上半身が水平になる姿勢をキープしましょう。ただし、お腹が沈んでしまうと効果は半減。腰を高い位置に保つことによって体幹を鍛えることにもつながり、ポーズが安定します。そして、ポーズを安定させた状態で顔とお尻を向き合わせて上半身を伸縮させることで、わき腹をシェイプアップしやすくなります。腰のくびれづくりにも効果的なので、お腹まわりが気になっている人にオススメです。

LESSON 23

# 賢者のポーズ

ポーズ完成後 左右 各30秒

**効く症状**

姿勢が悪い / 体型が変わった / 太りやすい / 冷え性 / 集中力がない / 体幹を鍛えたい

## 二の腕・ウエストが引き締まる

**腕・腹筋・背筋・下半身と、多くの場所をシェイプアップできるポーズ。全身を使うので、体幹も鍛えられます。**

**START POSITION**

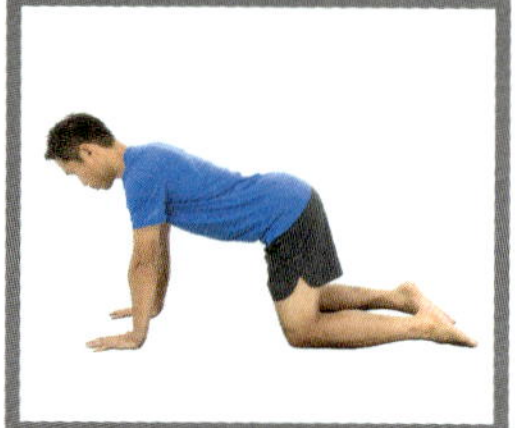

四つ這い

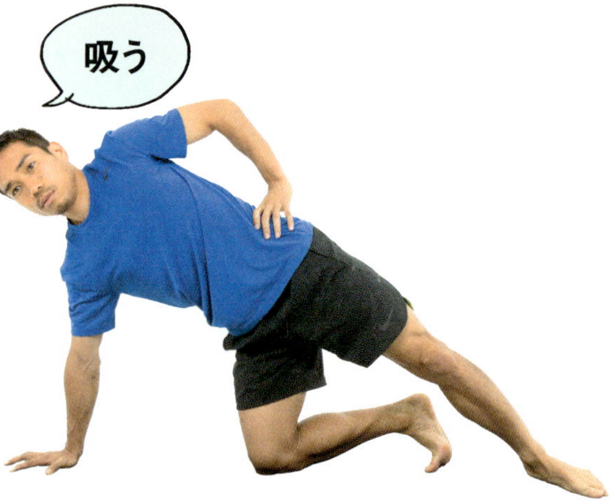


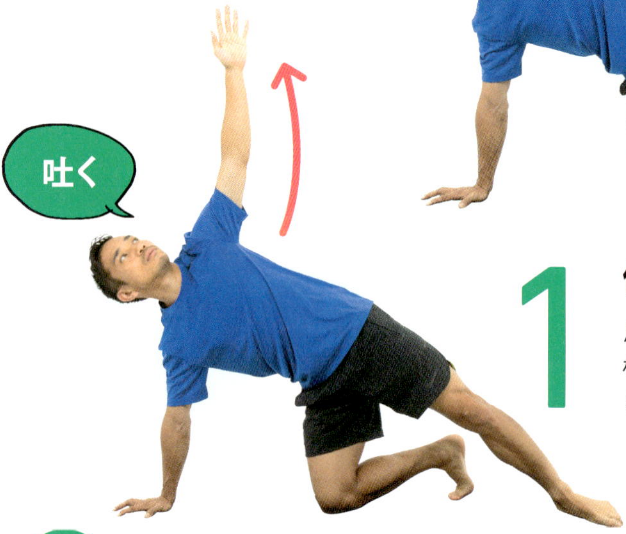


### 1 体を横に向ける

片足を伸ばし、肩を開いて体を横に向ける。次に手を腰にあてる。

### 2 手を上に伸ばす

手をまっすぐ天井に向けて視線も天井の方向に向ける。

**EASY**

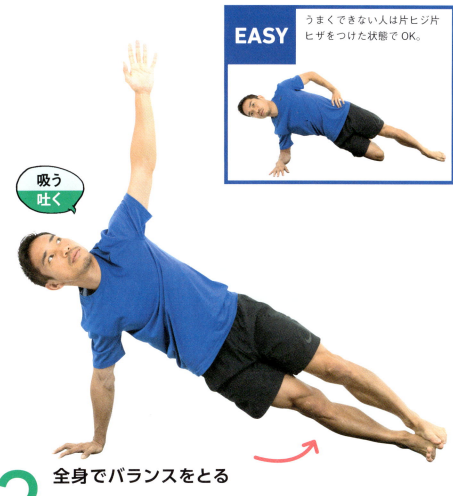

うまくできない人は片ヒジ片ヒザをつけた状態で OK。

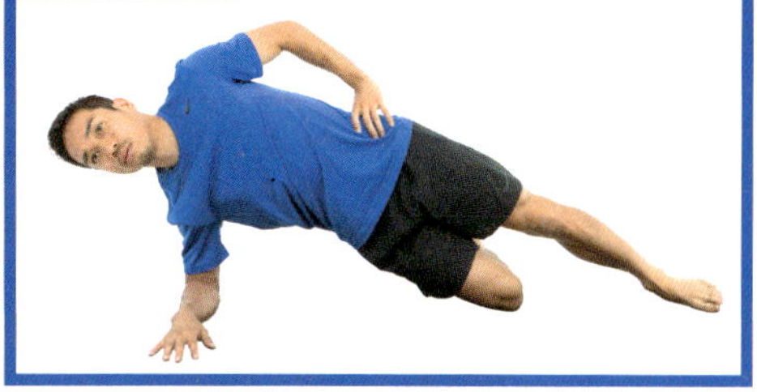

吸う
吐く

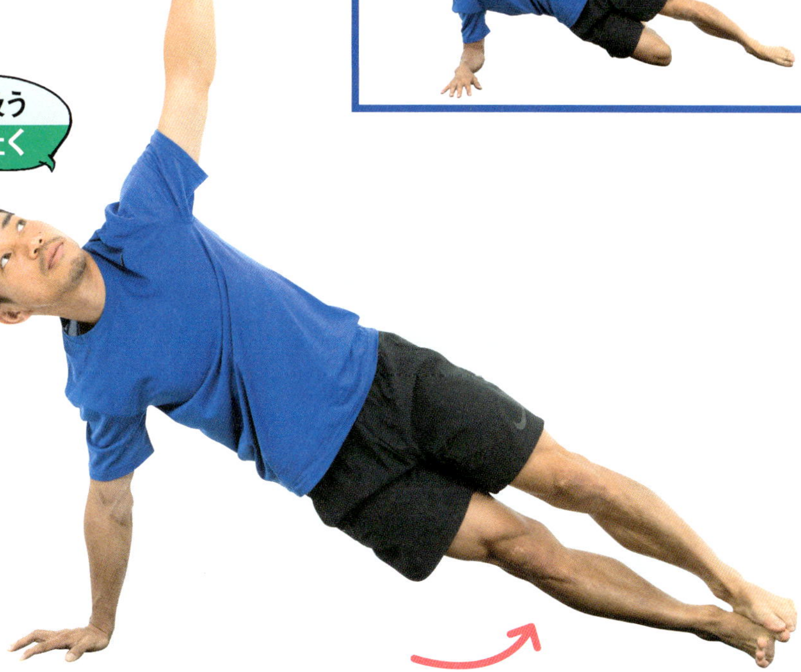

## 3 全身でバランスをとる

床についていたヒザを伸ばし、全身のバランスをとる。反対側も同様に行う。

### YOGATOMO POINT

#### 体の中心軸がまっすぐになるように

片手と片足でバランスをとるため、体の中心軸がまっすぐになることを意識しましょう。腕の力だけでなく、腹筋・背筋、下半身など全身の力を使うことで、二の腕やウエストが引き締まり、体幹を鍛えることにもつながります。難しい人は EASY から試してみて OK ですが、そのときも体の中心軸が一直線になることを意識してください。

# LESSON 24 伏せた鳩のポーズ

左右 各30秒

効く症状
- 腰痛
- 足のむくみ
- 下半身のしびれ
- 姿勢が悪い
- 眠りにくい
- イライラする

START POSITION

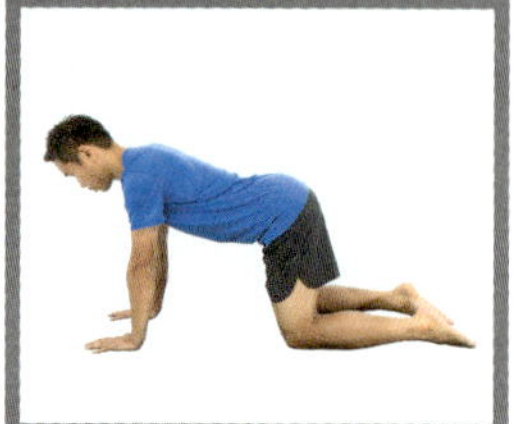

四つ這い

## 下半身のだるさを解消

**腰まわりの筋肉をほぐして血行を良くすることで、全身の血行が促進されます。下半身の疲労回復や腰痛予防が期待できます。**

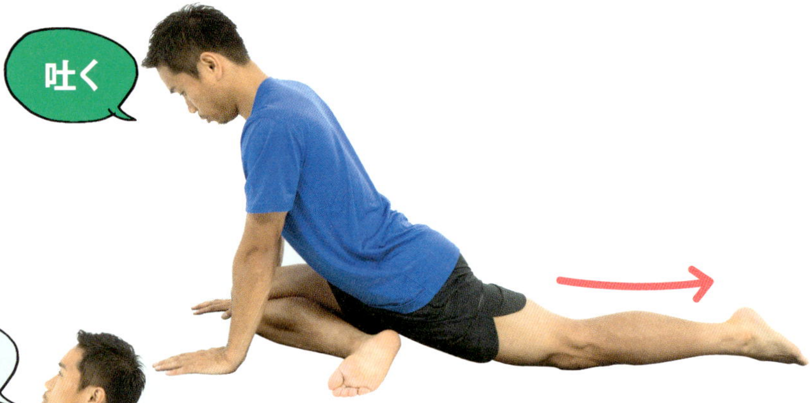


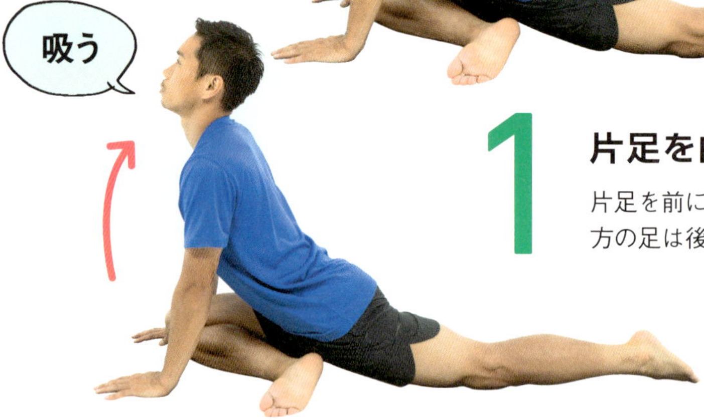


### 1 片足を曲げる

片足を前に出して曲げ、もう片方の足は後ろに伸ばす。

### 2 顔を上げる

1の体勢からアゴを上げて顔を天井に向ける。

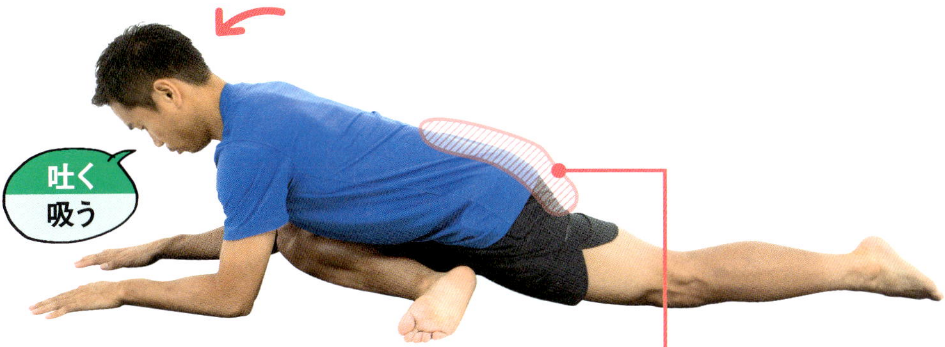


右側の腰からお尻にかけてが伸びている。

## 3 両ヒジをつける

両ヒジを床につけ、背中をまっすぐに伸ばして姿勢をキープ。

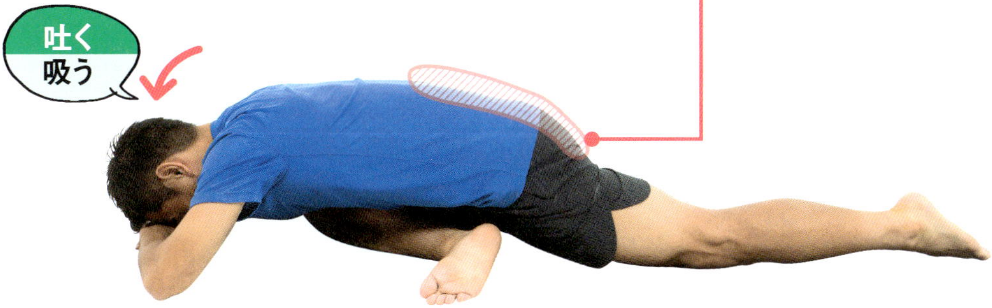


## 4

両腕を床につけて頭を伏せる。
反対側も同様に行う。

### YOGATOMO POINT

### お尻の伸びを意識しよう

動作を行うときは、お尻の筋肉が伸びていることを意識して行いましょう。曲げている足側のお尻がしっかりと伸びると、下半身の筋肉がまんべんなくほぐれて血行を促進させ、だるさを解消できます。また、太ももやお尻の筋肉など下半身の筋肉群も伸ばすことができ、腰痛予防にもつながります。慢性的な腰痛を持っている人や、デスクワークなどで腰に疲れが溜まっている人にオススメのポーズです。

# LESSON 25 トカゲのポーズ

左右 各30秒（腕を上げて15秒＋両手をついて15秒）

効く症状：腰痛／足のむくみ／体型が変わった／太りやすい／体幹を鍛えたい

START POSITION

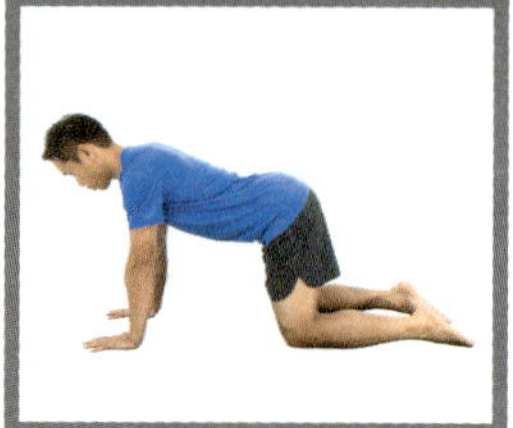

四つ這い

## 骨盤のゆがみを整える

**全身を大きく使ってダイナミックにポーズをとると股関節に効くため、骨盤のゆがみ解消になります。**

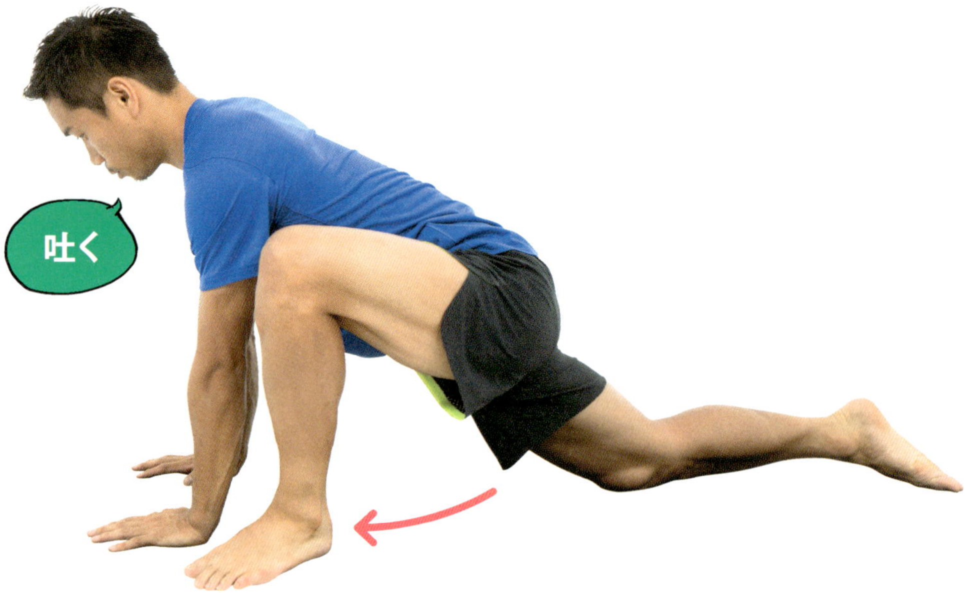


## 1 片足を前に出す

片足を大きく前に出す。もう片方の足は伸ばしたまま。

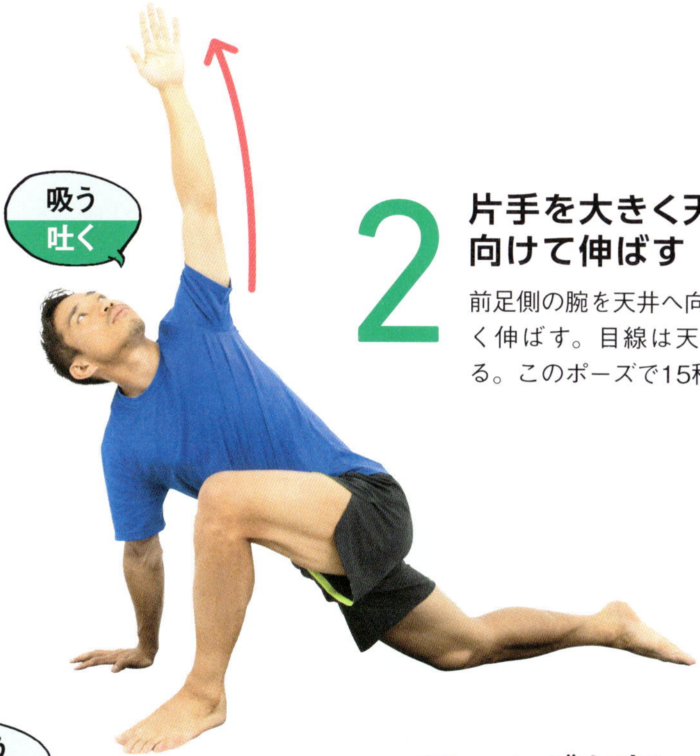


## 2 片手を大きく天井に向けて伸ばす

前足側の腕を天井へ向けて大きく伸ばす。目線は天井に向ける。このポーズで15秒キープ。

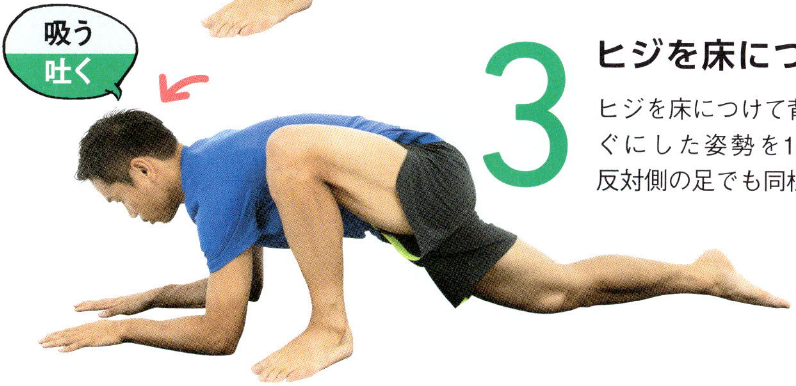


## 3 ヒジを床につける

ヒジを床につけて背中をまっすぐにした姿勢を15秒キープ。反対側の足でも同様に行う。

### YOGATOMO POINT

### 前足のつま先とヒザは同じ方向に

ヒザがねじれて痛まないように、足を開く角度は45度程度でキープしましょう。難しい人はできる範囲でOK。ケガをしないように、ヒザとつま先の向きを揃えましょう。股関節まわりの筋肉を伸ばすことで、骨盤のゆがみを整えられます。さらに骨盤を正しい位置に調整することで、体全体の左右のバランスも整えることができます。

LESSON 26

# コブラのポーズ ～ねじりタイプ～

左右 各30秒（両手をついて15秒＋ねじって15秒）

効く症状：腰痛／足のむくみ／下半身のしびれ／姿勢が悪い／体型が変わった／食欲がない／頭痛やめまい／下痢便秘がち／イライラする

START POSITION

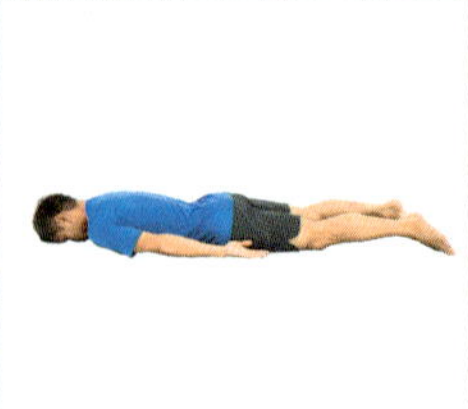

うつ伏せ

## 姿勢がよくなり猫背も改善

上半身を引き上げて胸を開くことで気分が落ちつき、猫背改善などの姿勢を整える効果が期待できます。

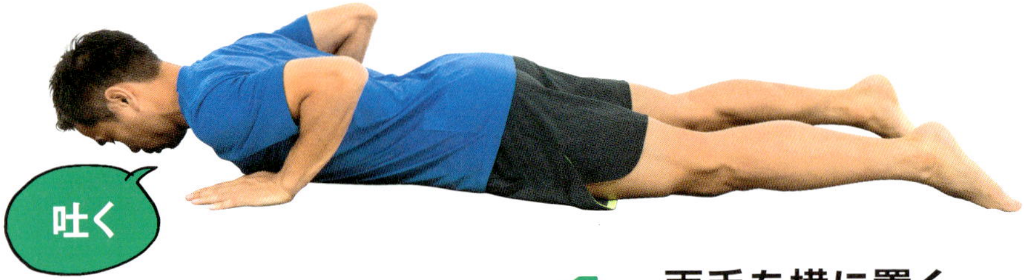


### 1 両手を横に置く

うつ伏せの状態のまま、脇をしめるようにして両手のひらを床につく。

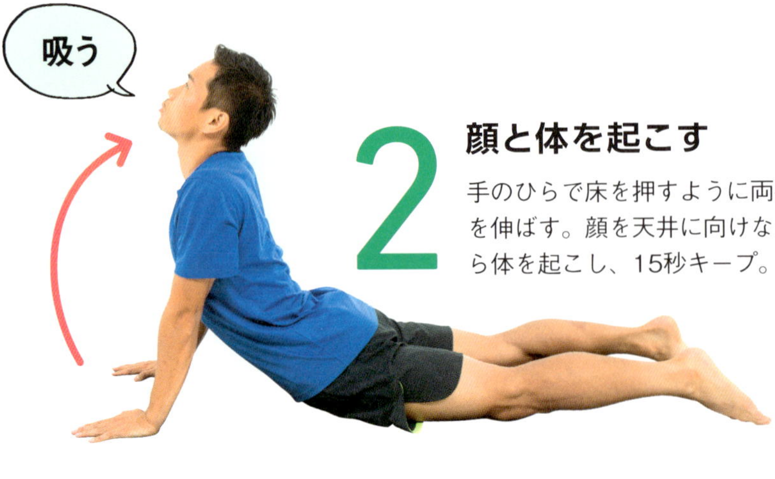


### 2 顔と体を起こす

手のひらで床を押すように両手を伸ばす。顔を天井に向けながら体を起こし、15秒キープ。

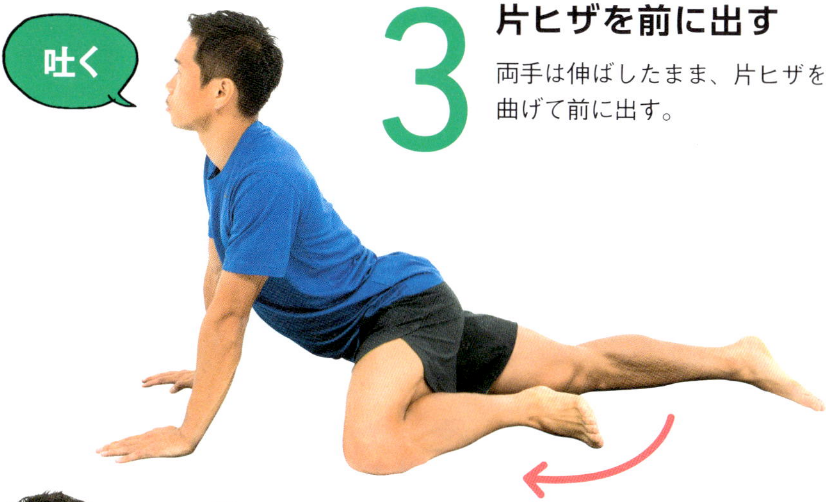


## 3 片ヒザを前に出す

両手は伸ばしたまま、片ヒザを曲げて前に出す。

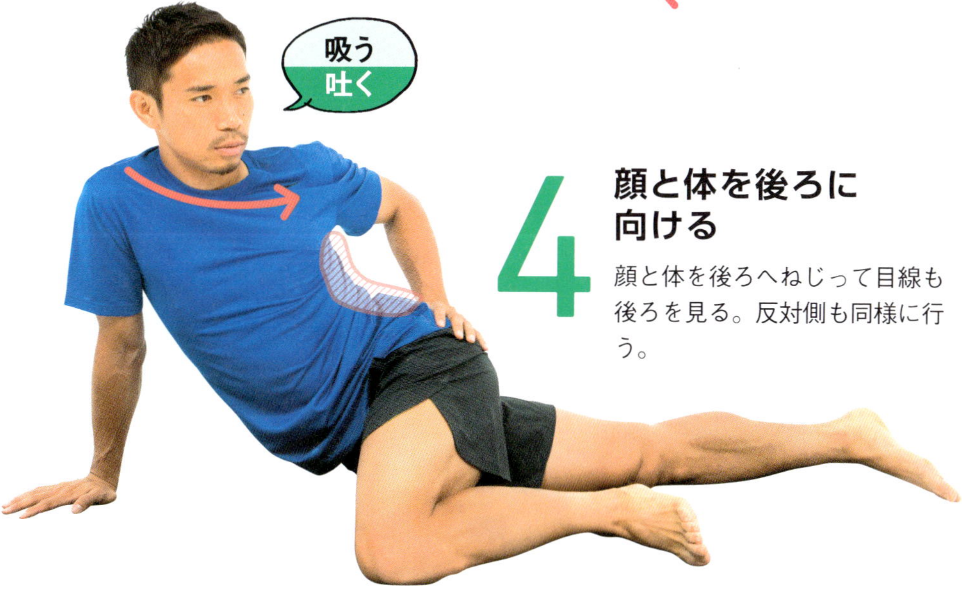


## 4 顔と体を後ろに向ける

顔と体を後ろへねじって目線も後ろを見る。反対側も同様に行う。

### YOGATOMO POINT

#### 胸をしっかりと開くイメージで

上半身を伸ばすときは、肩と首の位置をはなすイメージで首を長くすると、胸が開きやすくなります。肩甲骨を背中で絞り込むように胸をしっかりと開くと、猫背改善だけでなく、肩こり解消も期待できます。さらにねじりを加えることで、わき腹や腰まわりのシェイプアップになります。

LESSON 27

# 鋤《すき》のポーズ

**30秒**

**効く症状**：肩こり／目の疲れ／首の疲れ／眠りにくい／食欲がない／疲れやすい／頭痛やめまい／集中力がない／イライラする

## START POSITION

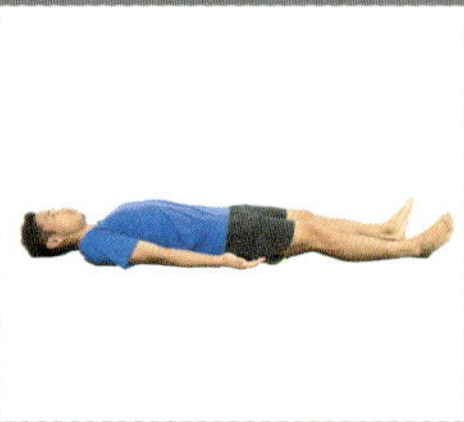

仰向け

## 自律神経を整えて不眠予防に

**完成姿勢がインドの農耕具・鋤に似ていることに由来するポーズ。心を落ち着かせ、快眠効果が期待できます。**

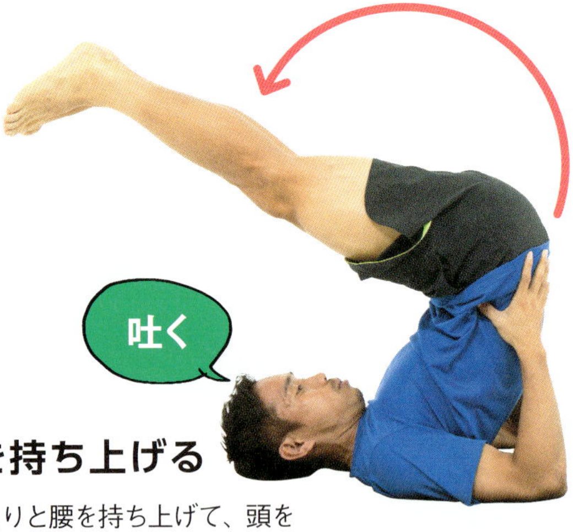

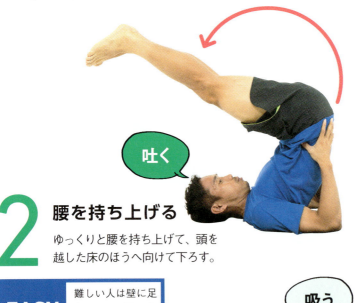

### 2 腰を持ち上げる

ゆっくりと腰を持ち上げて、頭を越した床のほうへ向けて下ろす。

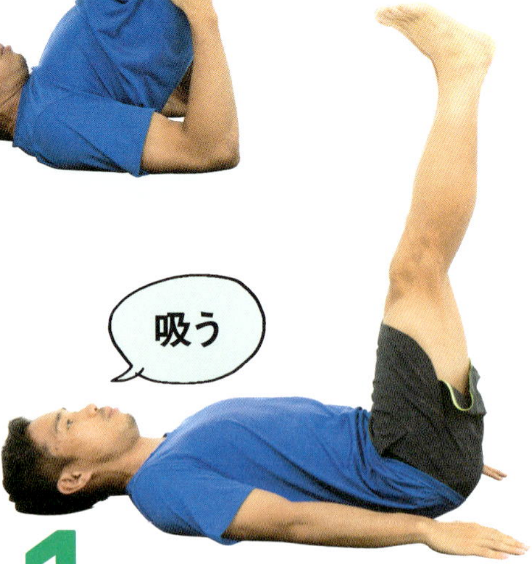


### 1 足を上げる

足を持ち上げて天井に向ける。

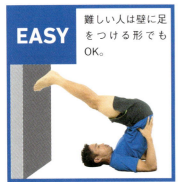

**EASY**

難しい人は壁に足をつける形でもOK。

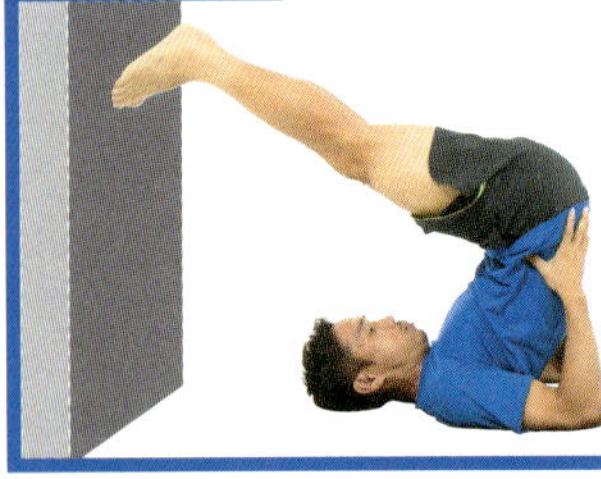

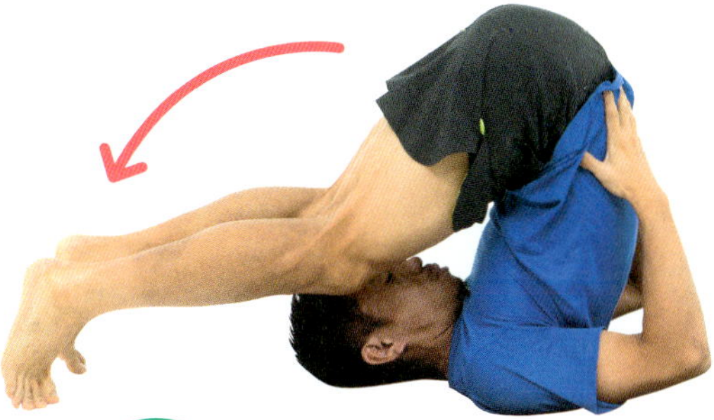

## 3 足を床につける

腰を手で支えながら足を床につける。

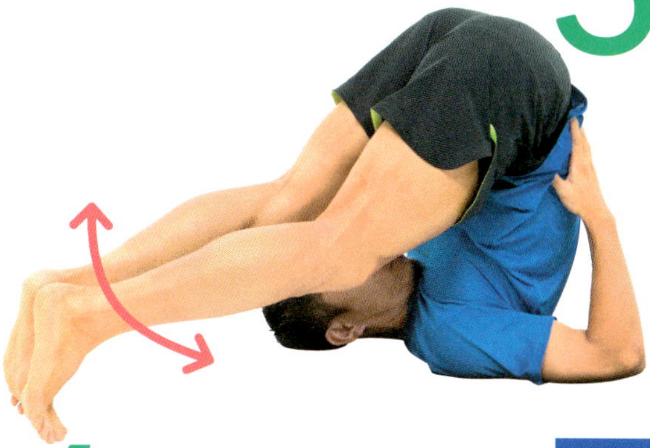

自然呼吸

## 4 足を左右にずらす

（できる人は）足を左右に少しずらす。中央で10秒、左右でも各10秒キープ。終わったら急がずゆっくりと戻す。

**EASY**

体がかたい人は手で足を抱えて転がるだけでもOK。転がりながら3の姿勢に移行してもよいが、勢いをつけて首を痛めないように注意！

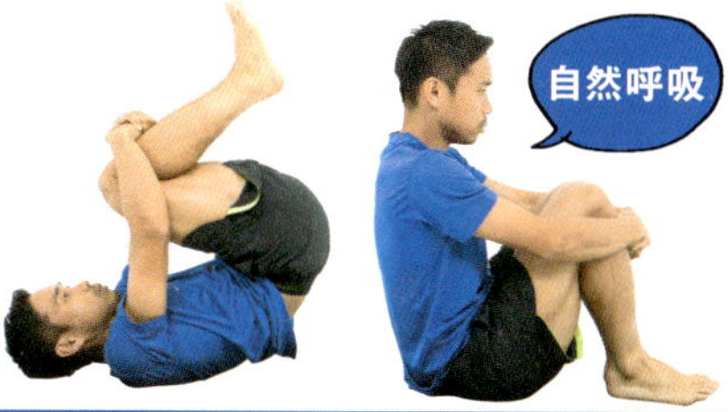


### YOGATOMO POINT

## まっすぐ足を伸ばし、目線はおへそに

足をまっすぐ伸ばすと、首・背中・お尻・足と全身を刺激してよく伸ばすことができます。目線はおへそに向けるように意識すると、ポーズをとりやすくなります。首への負担が大きいポーズなので無理は禁物。難しい人はEASYモードで始めるようにしましょう。

# LESSON 28 ガス抜きのポーズ

一連の動作を左右　各30秒

効く症状

- 腰痛
- 太りやすい
- 眠りにくい
- 食欲がない
- 頭痛やめまい
- 下痢便秘がち
- イライラする

START POSITION

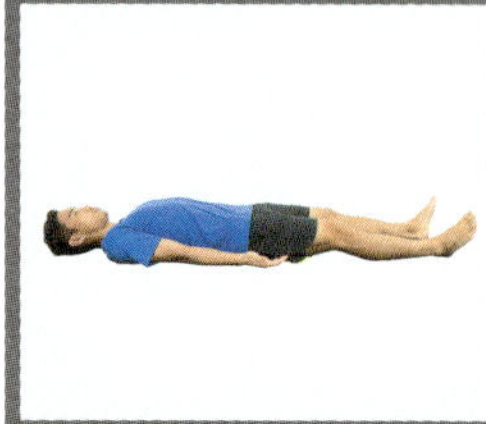

仰向け

## 胃腸の働きを促進！

“ガス抜き”という名のとおり腸の働きを促し、お腹の中のガスを排出します。便秘の解消などにも効果的です。

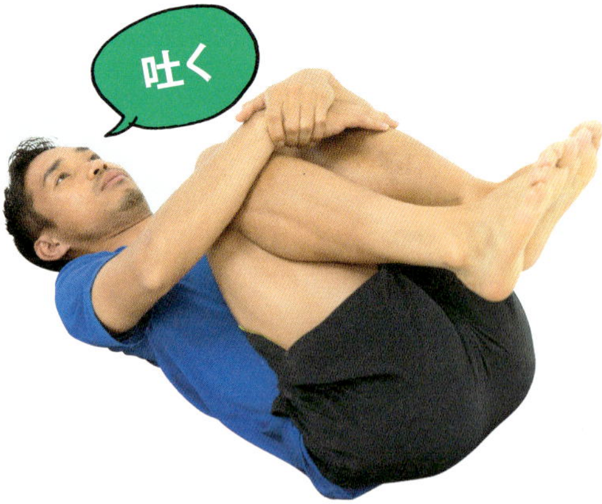


### 1 両ヒザを抱える

仰向けの状態で、息を吐きながら太ももがお腹につくように両ヒザを抱える。

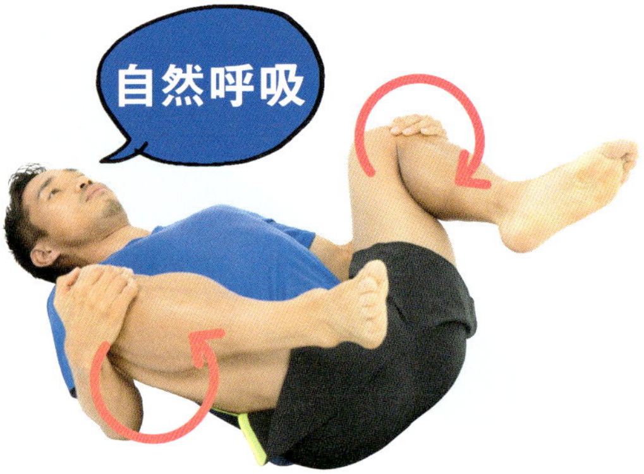


### 2 両ヒザを開いて回す

深く呼吸をしながら、両手で両ヒザを開いて数秒キープ。その後、外回し・内回しで交互に回す。

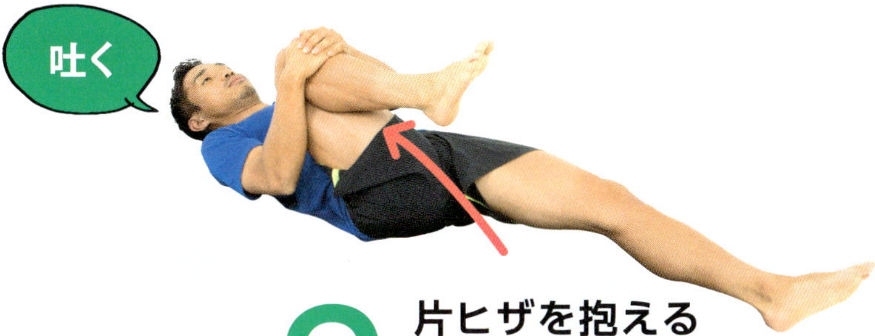


## 3 片ヒザを抱える

片足のヒザを持ってもう片方の足は伸ばす。太ももはお腹につけてキープする。

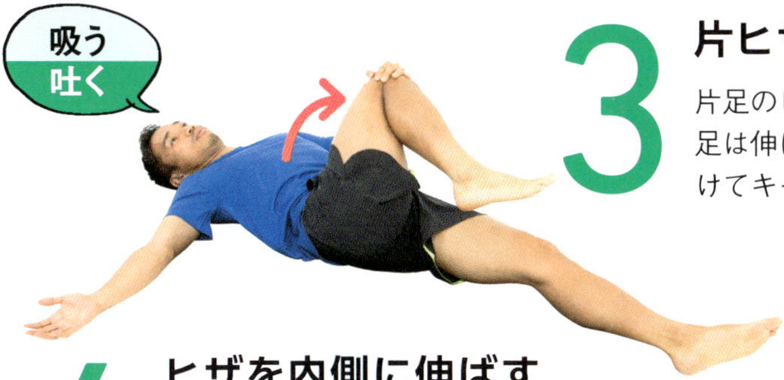


## 4 ヒザを内側に伸ばす

体にねじりを加えてヒザを内側に伸ばす。手の力を使ってヒザを引いて伸ばす。反対側の足も同様に行う。

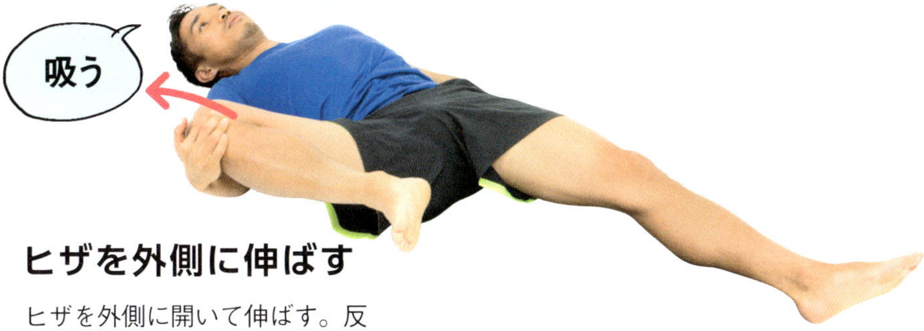


## 5 ヒザを外側に伸ばす

ヒザを外側に開いて伸ばす。反対側の足も同様に行う。

### YOGATOMO POINT

### 足の力を抜いて股関節を動かす

足をリラックスさせて股関節を大きく動かすことで、腰まわりの筋肉がほぐれ、血行を促進させます。その結果、体内に溜まった不要なガスを排出しやすくなり、腸内環境を整えます。デトックス効果があるため、美容にもよい影響があるポーズです。

LESSON 29

# ワニのポーズ

ポーズ完成後 左右 各30秒

効く症状

背中の張り / 腰痛 / 体型が変わった / 眠りにくい / 頭痛やめまい / 冷え性 / 下痢便秘がち / イライラする

START POSITION

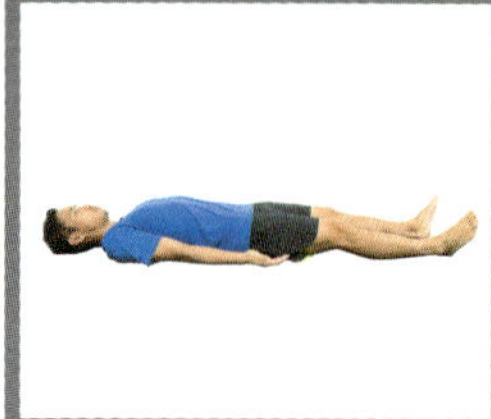

仰向け

## 背中・腰に張りがある人にオススメ

**腰痛予防に効果があるポーズ。体をねじることで、胃腸の活性化やウエストまわりを鍛えることにもつながります。**

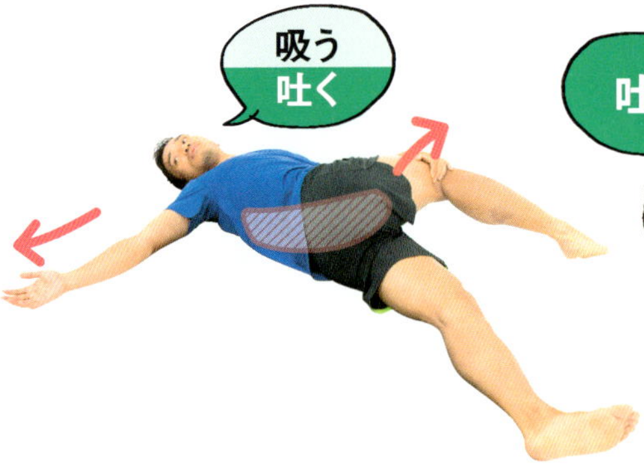


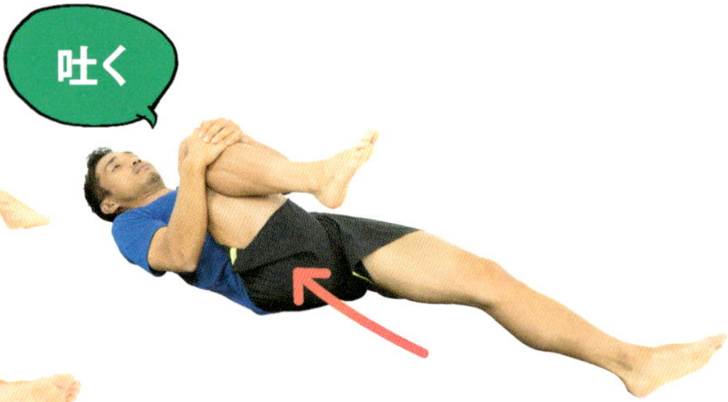


### 2 ヒザを反対側に向ける

体をねじるように足を内側へ動かす。手と顔はヒザとは反対方向に、目線は指先へ向ける。反対側も同様に行う。

### 1 片ヒザを抱える

片ヒザを抱え、もう片方の足を伸ばす。

## YOGATOMO POINT

### 腰を伸ばして腰痛を予防

ねじりを加えて腰から背中を十分に伸ばすことで、背骨のゆがみを整え、背中や腰のこわばりをほぐせます。ヒザは床につかなくてもOK。ぎっくり腰の予防にもなるため、慢性的な腰痛をもっている人は、このポーズで普段から腰まわりの筋肉をほぐしましょう。

LESSON 30

# 橋のポーズ

ポーズ完成後 **30**秒

**効く症状**：肩こり／姿勢が悪い／冷え性／集中力がない／イライラする

## 背中のゆがみを矯正する

**お尻や太ももの裏を引き締め、背中から腰まわりのゆがみを整えます。肩こりの解消、姿勢の改善が期待できます。**

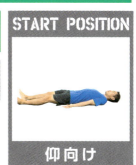

**START POSITION**

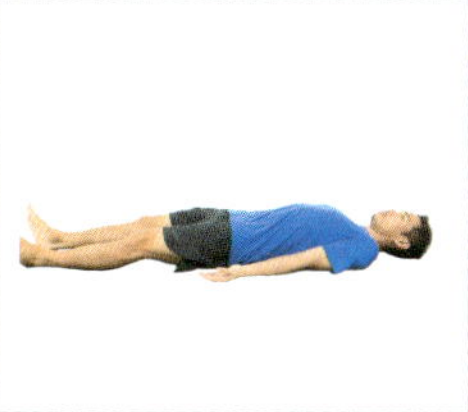

**仰向け**

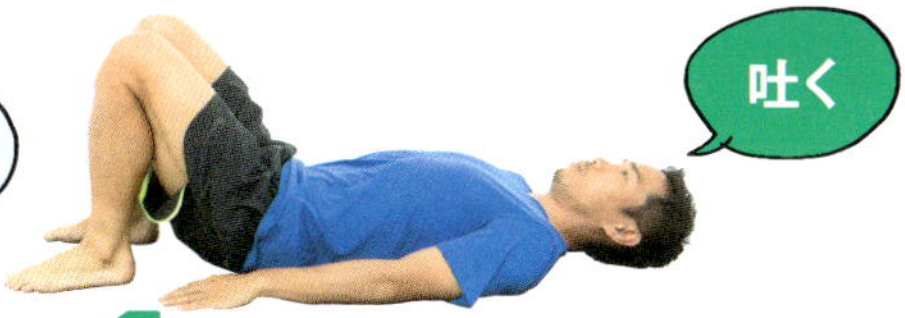


### 1 ヒザを立てる

仰向け状態でヒザを立てる。両手は体の横に置いておく。

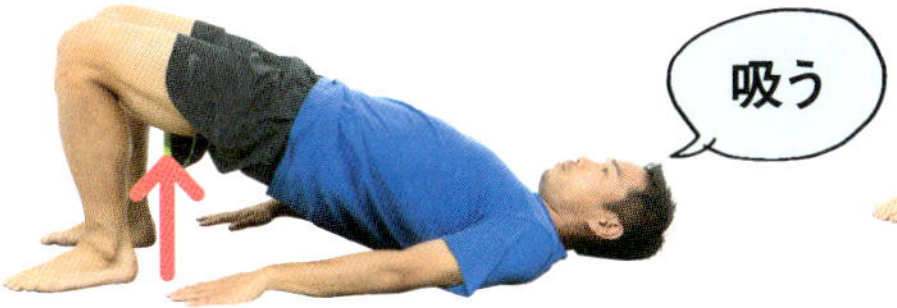


### 2 お尻を持ち上げる

両足に力を入れてお尻を持ち上げ、両肩も床につけるようにする。

### 3 両手を背中の下で組む

両手を背中の下で組み、左右の肩甲骨を寄せるようにする。

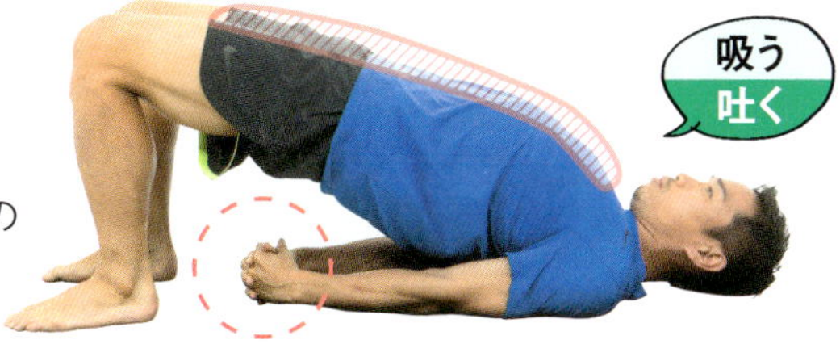


## YOGATOMO POINT

### ヒザを立てる角度は90度に

お尻と太ももの力を使って、肩からヒザまでがまっすぐになるようにお尻を上げましょう。その際、ヒザの角度が90度になるように意識するときれいなポーズになります。肩こりの改善だけでなく、お尻やウエストのシェイプアップにもつながるポーズです。

# LESSON 31 三日月のポーズ

一連の動作を 左右 各30秒

**効く症状**
肩こり / 足のむくみ / 姿勢が悪い / 太りやすい / 冷え性 / 憂鬱になる / 体幹を鍛えたい

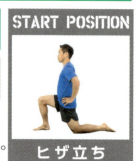

## 基礎代謝を上げて痩せ体質に

**頭上に上げた両腕と伸ばした足までが三日月に見えるように。全身を伸ばすポーズなので基礎代謝アップに効果的です。**

**START POSITION**

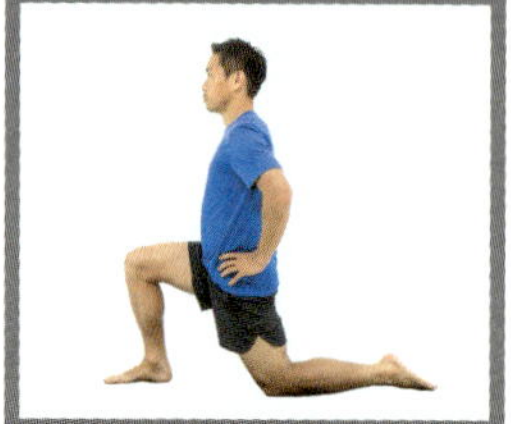

**ヒザ立ち**

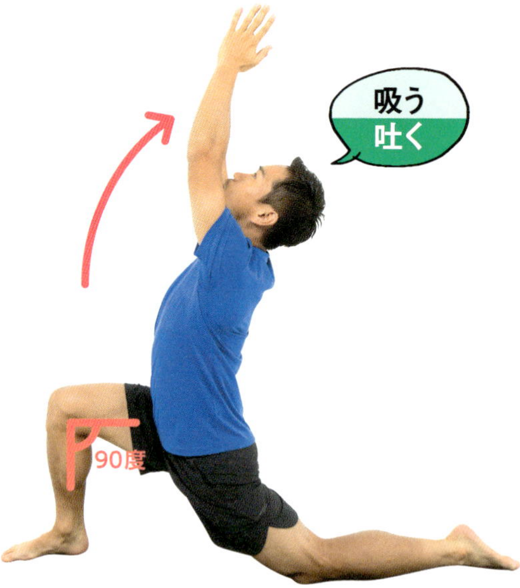


### 1 両腕を上げる

両腕をゆっくりと頭上へ持ち上げる。前ヒザの角度は90度に。目線を天井に向けて10秒キープする。

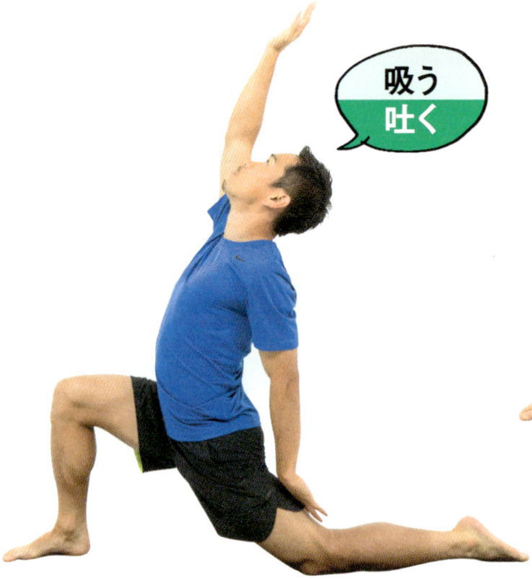


### 2 片手を太もも裏に添える

前足側の片手を頭上に残し、もう片手を後ろ足の太もも裏に添えて10秒キープする。

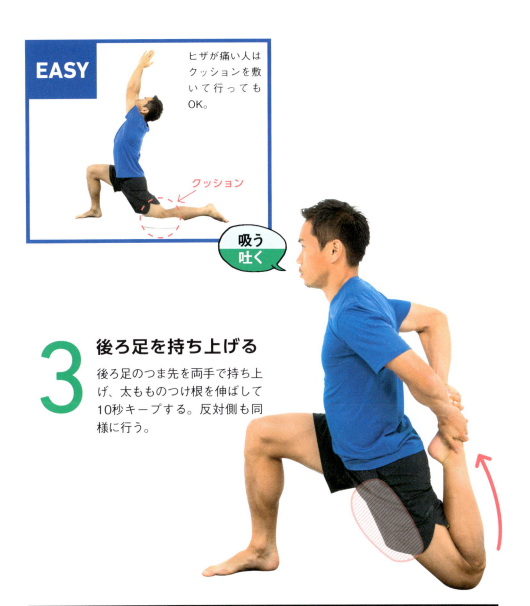

## EASY

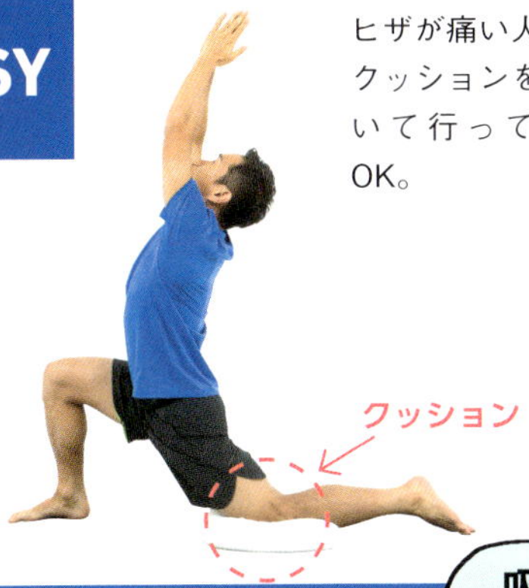


ヒザが痛い人はクッションを敷いて行ってもOK。

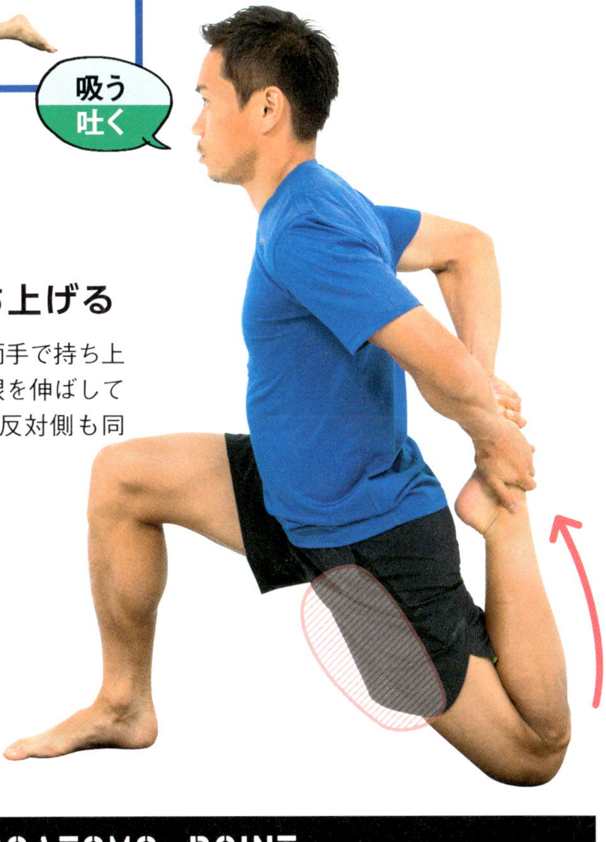


## 3 後ろ足を持ち上げる

後ろ足のつま先を両手で持ち上げ、太もものつけ根を伸ばして10秒キープする。反対側も同様に行う。

## YOGATOMO POINT

### 目線は指先か天井へ向ける

2のとき、目線を指先か天井に向けるとよりきれいな三日月の形になり、骨盤や股関節などのゆがみを改善することができます。股関節をほどよく前後に開き、背骨が一本一本伸びていくイメージをもつとバランスがとりやすく、全身の筋肉を伸ばすことができます。首や腰を反らしすぎると痛めてしまうので注意しましょう。

LESSON 32

# ねじった体を伸ばすポーズ

ポーズ完成後 左右 各30秒

効く症状: 足のむくみ / 体型が変わった / 食欲がない / 疲れやすい / 冷え性 / 下痢便秘がち / 体幹を鍛えたい

## 内臓の働きを活発にする

**お腹・腰・足・お尻が引き締まります。ねじりによって内臓にも刺激を与えるため、胃腸の調子も整えます。**

START POSITION

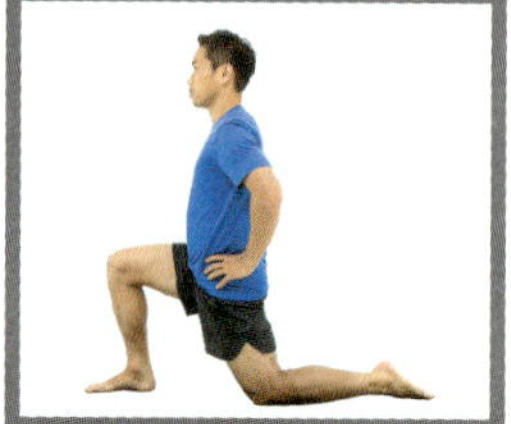

ヒザ立ち

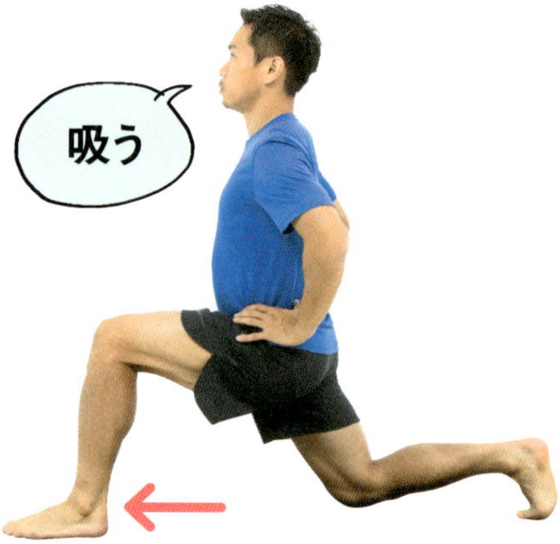


### 1 片足を前に出す

息を吸いながら、ヒザ立ちの体勢から片足を大きく前に出す。

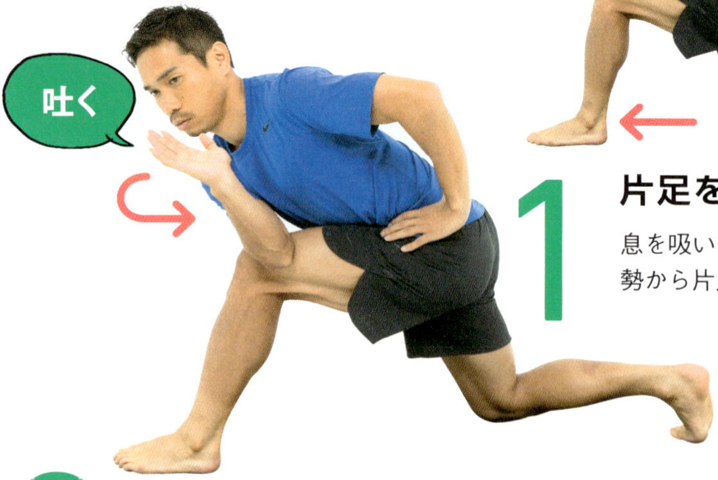


### 2 上半身をねじる

前足のヒザの外側にヒジをあてるように、上半身をねじる。

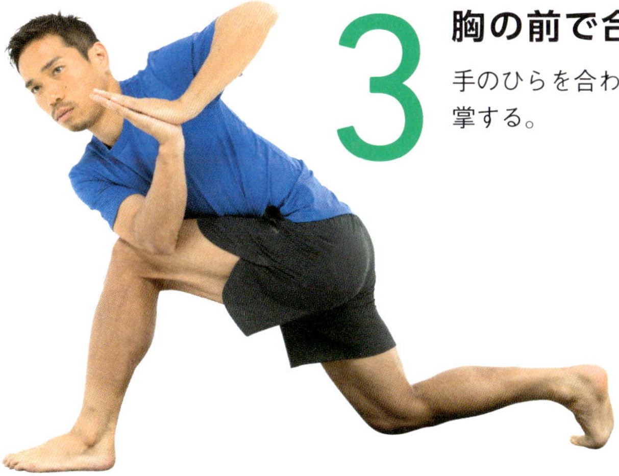

## 3 胸の前で合掌する

手のひらを合わせて胸の前で合掌する。

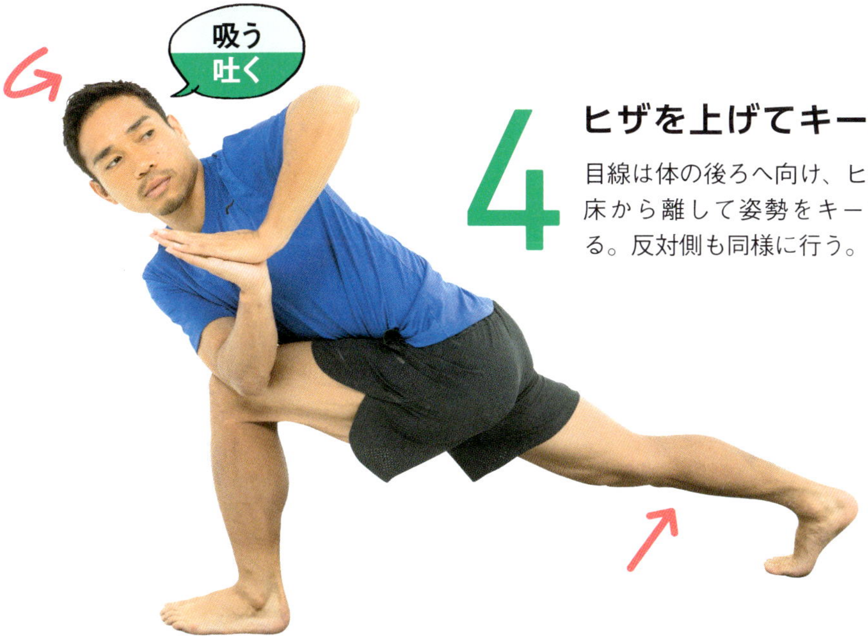


## 4 ヒザを上げてキープ

目線は体の後ろへ向け、ヒザを床から離して姿勢をキープする。反対側も同様に行う。

### YOGATOMO POINT

### 頭からかかとまでを伸ばす意識で

重心は前足だけでなく両足に均等に置き、頭からかかとまでが一直線になるように伸ばします。肩はリラックスさせつつ、ヒジがヒザにしっかりとかかるようにねじりましょう。このねじりによって内臓の活性化にもつながり、胃腸の消化機能の改善も望めます。便秘やお腹の調子が悪いときなどにも実践してみてください。

# LESSON 33 馬のポーズ ～ねじりタイプ～

ねじり 左右 各10秒　腰を落とす姿勢 10秒

効く症状：背中の張り／腰痛／足のむくみ／姿勢が悪い／体型が変わった／太りやすい／疲れやすい／冷え性／体幹を鍛えたい

## 体のゆがみや姿勢を矯正

**背骨と股関節に刺激を加えることで、体のゆがみを正しい位置に戻します。同時に、下半身強化にもつながります。**

START POSITION

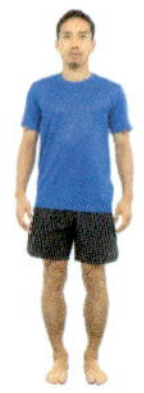

立位（腰幅）

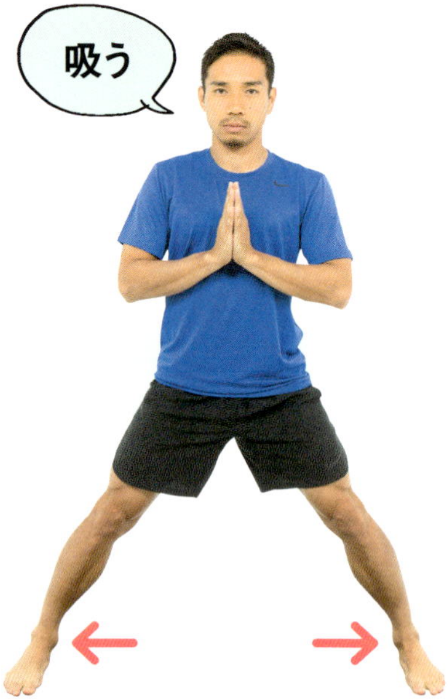

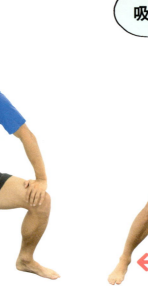

## 1 両足を大きく開く

両足を大きく開いて胸の前で合掌する。

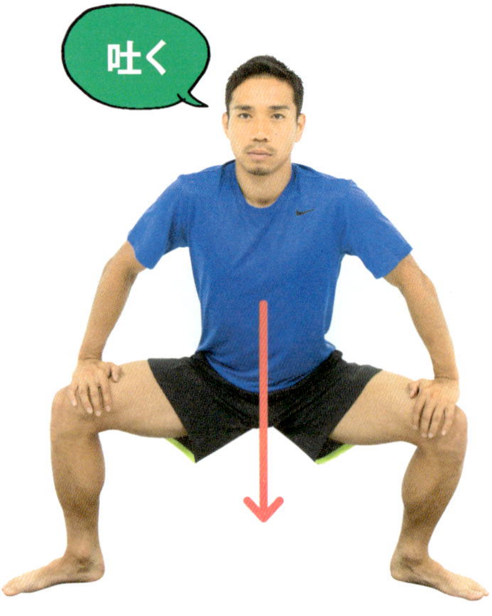


## 2 腰を落とす

両手をヒザにあててゆっくりと腰を落とす。

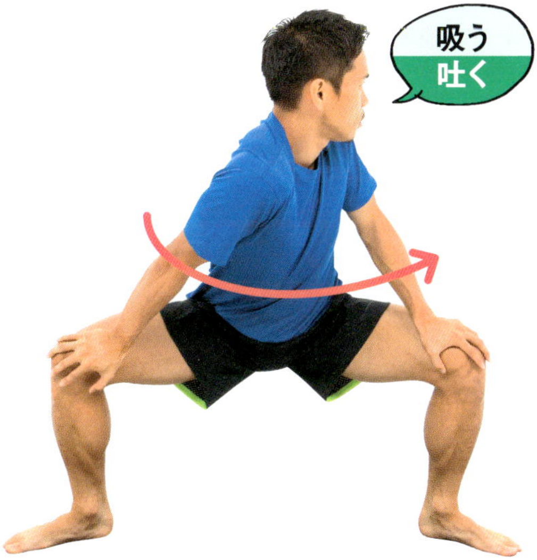


# 3 肩を前に出し上半身をねじる

片方の肩を反対側のヒザに向けるように上半身をねじり、目線は後ろ側に向ける。反対側も同様に行う。

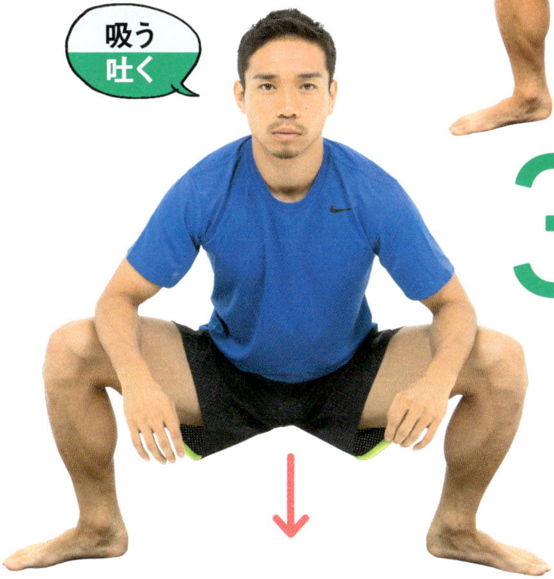


# 4 さらに腰を落とす

さらに深く腰を落とした姿勢でキープする。

## YOGATOMO POINT

### 「体の中心軸」を回転させる意識で行おう

前傾姿勢になりすぎないように、なるべく上半身と目線を正面に向け、体の中心軸が地面と垂直になるようにキープしましょう。この中心軸を回転させるイメージで上半身をねじると、体のゆがみや姿勢を矯正し、バランスの良い体づくりができます。呼吸も忘れずにゆっくりと動作を行い、股関節の伸びを感じましょう。

LESSON 34

# 骨盤まわしのポーズ

★

骨盤まわし 左右各5周 ねじり5往復

体を倒す 左右各10秒 骨盤を前後に動かす5往復

**START POSITION**

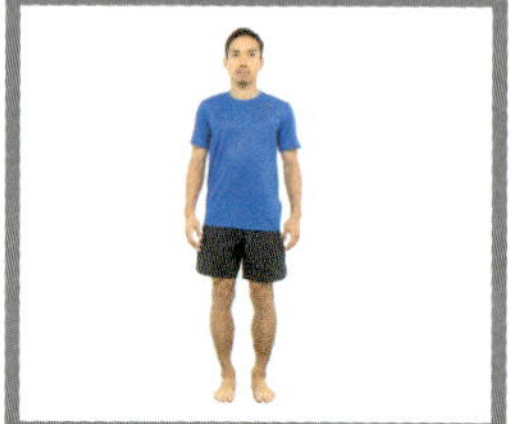

立位（腰幅）

効く症状：腰痛／体型が変わった／太りやすい／冷え性／憂鬱になる／イライラする

## 腰痛の予防につながる動き

**回転、ねじり、前後左右の伸ばしで腰まわり全体の筋肉をほぐします。気軽に腰痛対策ができる動きです。**

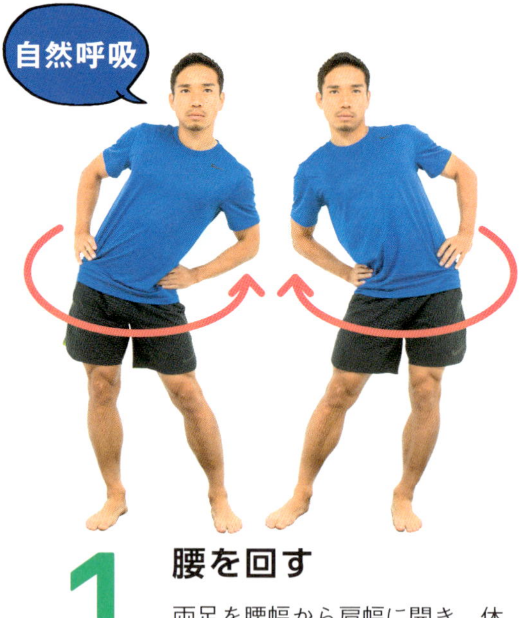


### 1 腰を回す

両足を腰幅から肩幅に開き、体は正面に向けたまま腰と骨盤を360度回す。反対回りも行う。

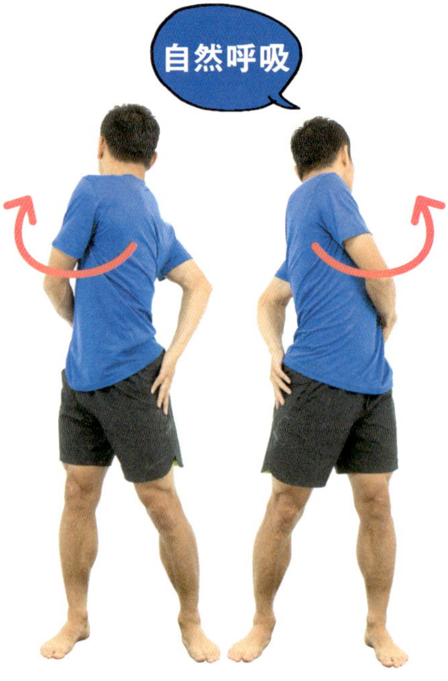


### 2 体をねじる

顔を後ろ側に向け、手は腰に添えて上半身をねじる。

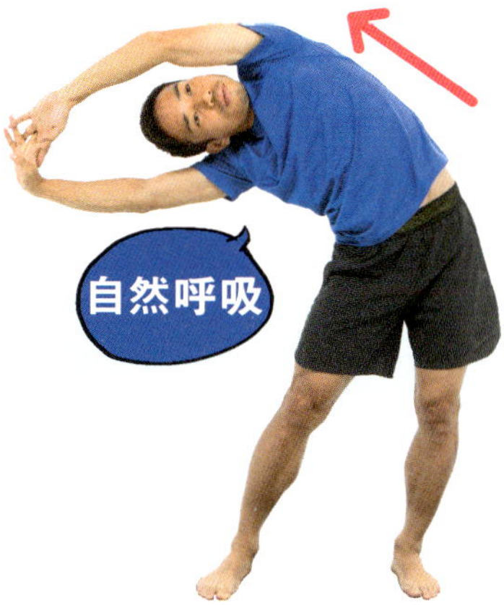


## 3 両腕を上げて体を横に倒す

両腕を上げて頭上で組み、そのまま体を左右に倒す。

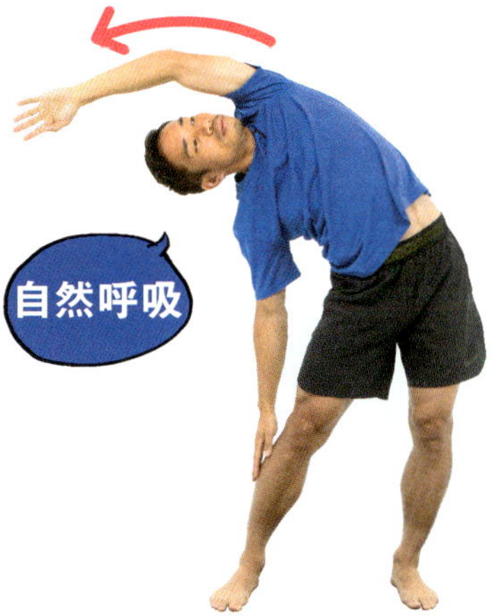


## 4 片腕を上げて体を横に倒す

片腕を頭上に上げて、そのまま体を左右に倒す。

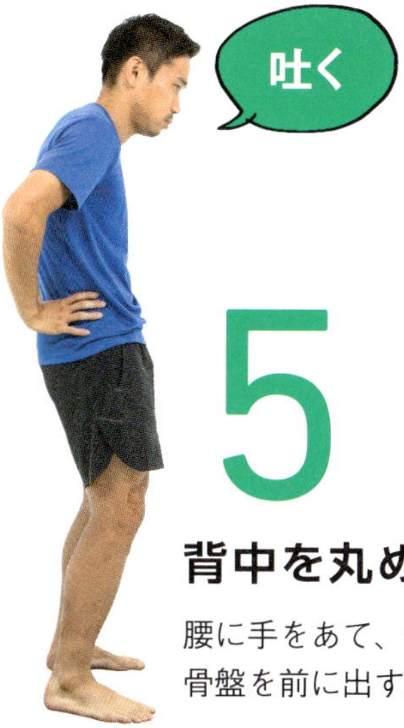


## 5 背中を丸める

腰に手をあて、背すじを丸めて骨盤を前に出す。

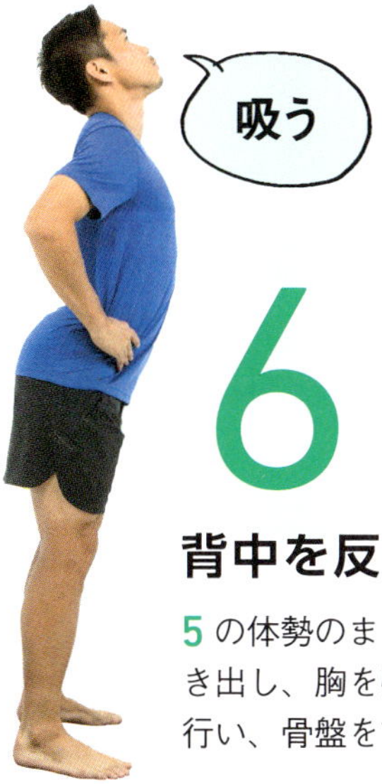


## 6 背中を反らす

5 の体勢のまま骨盤を後ろに突き出し、胸を張る。5 と交互に行い、骨盤を前後に動かす。

### YOGATOMO POINT

## しっかりと呼吸しながら腰と骨盤を動かそう

普段の姿勢や日常生活で、骨盤には大きな負担がかかっています。骨盤のゆがみは全身の不調にもつながるため、日頃からケアをしましょう。深く呼吸をしながらできるだけ体の力を抜いた状態で、腰を回したり、ねじったり、伸ばしたりすることが重要です。この動きは腰痛予防にもなり、さらには気持ちのリラックスにもつながります。

# 35 腕ふりと肩の脱力のポーズ

★

**腕まわし 前後各5周　腕ふり（前後・上下）各5往復　肩の脱力 5回**

START POSITION

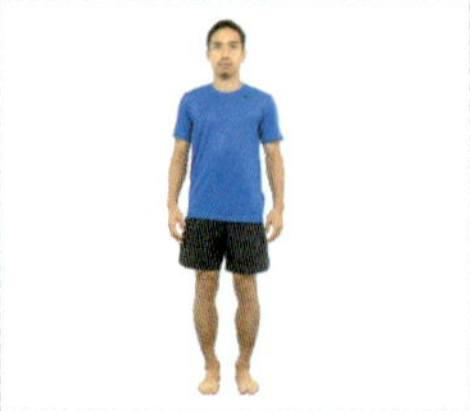

立位（腰幅）

効く症状：肩こり　首の疲れ　背中の張り　憂鬱になる　イライラする

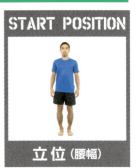

## 短時間で上半身を速攻リフレッシュ

**肩と腕を回転・開閉・上下させることで首・肩・背中全体をほぐします。最後に肩に力を入れて、一気に脱力させることでリフレッシュできます。**

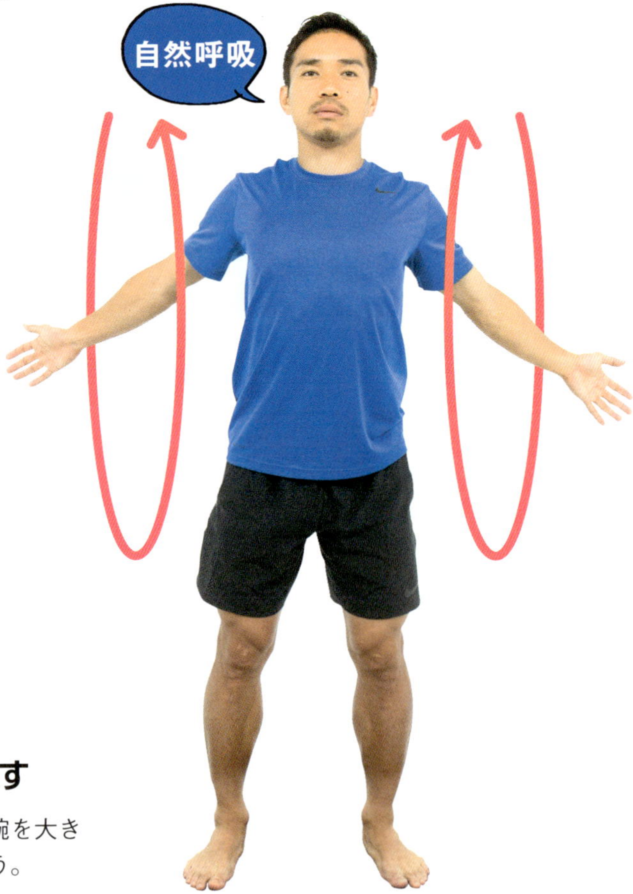


## 1

### 両腕を大きく回す

両足を肩幅に広げて両腕を大きく回す。反対回りも行う。

# 2

## 両腕を開閉する

両腕を大きく左右に開いたり、閉じたりを繰り返す。

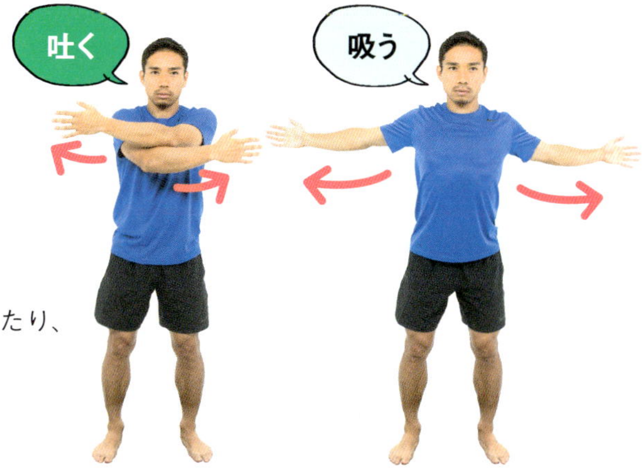


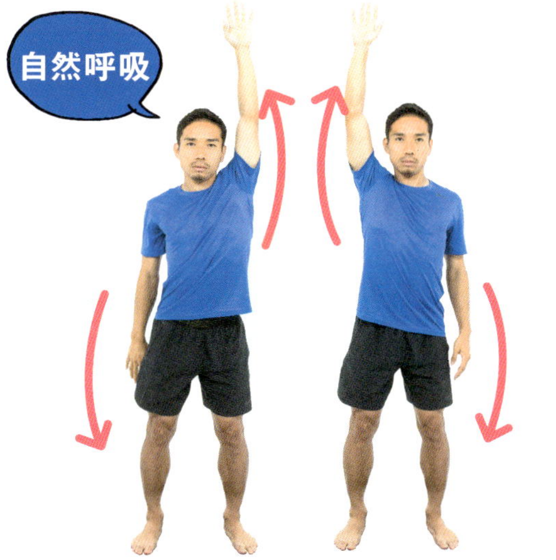


# 3

## 腕を上げ下げする

左右の腕を反動をつけながら交互に上げ下げする。

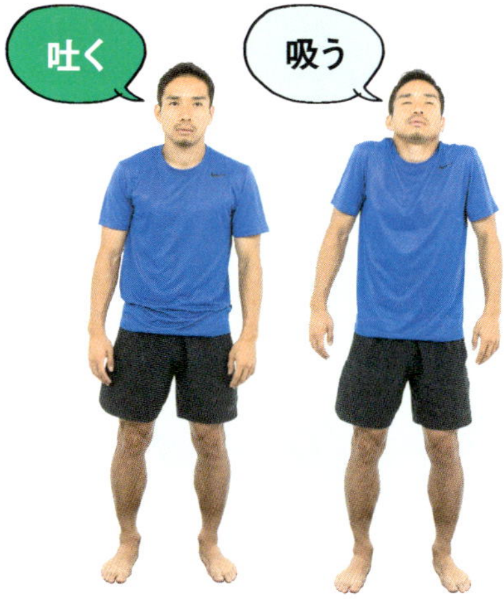


# 4

## 肩を脱力させる

息を吸いながら肩に力を入れて上げ、息を吐きながら一気に脱力させる。

### YOGATOMO POINT

## 勢いをつけすぎて肩を痛めないように注意

肩と腕の動作を行う際は、回し・開閉・上下・脱力ともに、反動をつけながらリズムよく行うことは重要ですが、勢いをつけすぎると肩を痛めてしまうので注意しましょう。呼吸をしながら気持ちいいと感じる適度なスピードで、肩の筋肉のほぐれを感じましょう。

LESSON

# 36 戦士のポーズ

ポーズ完成後 左右 各30秒

効く症状：足のむくみ／姿勢が悪い／太りやすい／冷え性／集中力がない／憂鬱になる

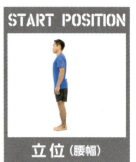

## 血流改善やストレス軽減に

**下半身を安定させて上半身を大きく開き、全身でバランスをとるポーズ。下半身強化のほか、集中力を高める効果もあります。**

START POSITION

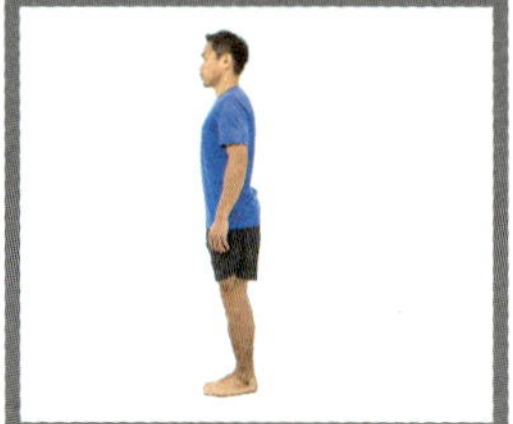

立位（腰幅）

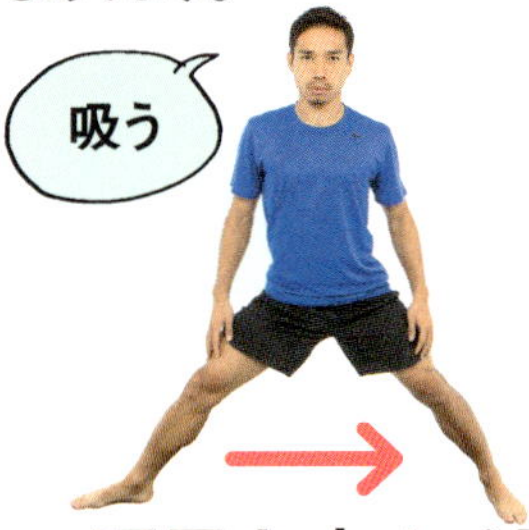


### 1 両足を大きく開く

片足を後ろへ大きく引いて両足を広げる。もう一方の足のつま先は前に向けたまま。

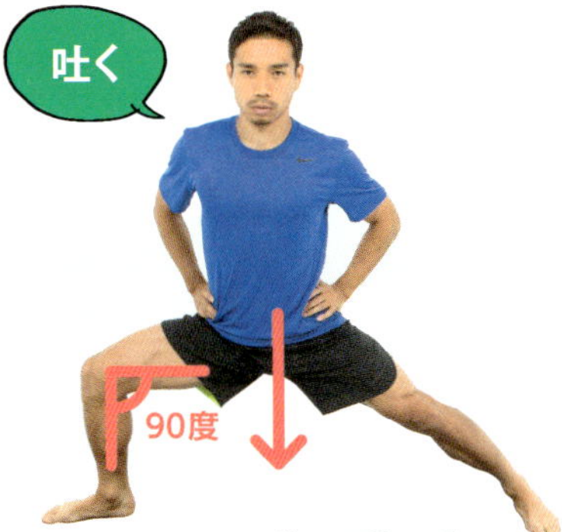


### 2 前足のヒザを曲げる

息を吐きながら前足のヒザを90度に曲げ、後ろ足のヒザは伸ばす。手を腰に添えて腰を大きく落とす。

YOGATOMO POINT

**前足のつま先とヒザは前へ向ける**

前足のつま先とヒザの向きをきちんと揃えることで、正しいポーズが意識できます。骨盤が回らないように注意しましょう。

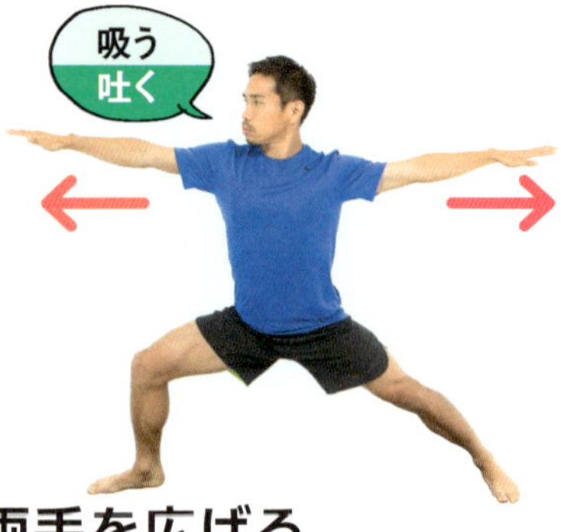


### 3 両手を広げる

両手を床と水平になるように大きく広げ、顔は前の手と同じ方向に向けてキープする。反対側も同様に行う。

LESSON 37

# 戦士のポーズ ～バランスタイプ～

ポーズ完成後 左右 各30秒

START POSITION

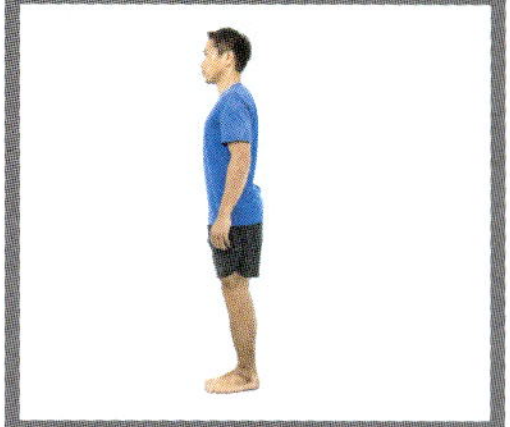

立位（腰幅）

効く症状

- 姿勢が悪い
- 太りやすい
- 冷え性
- 集中力がない
- 体幹を鍛えたい

## 全身の筋力・バランス力がアップ

**全身でバランスをとるポーズ。体全体の筋肉を引き締め、バランスのよい体をつくります。**

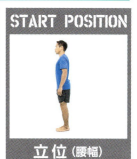

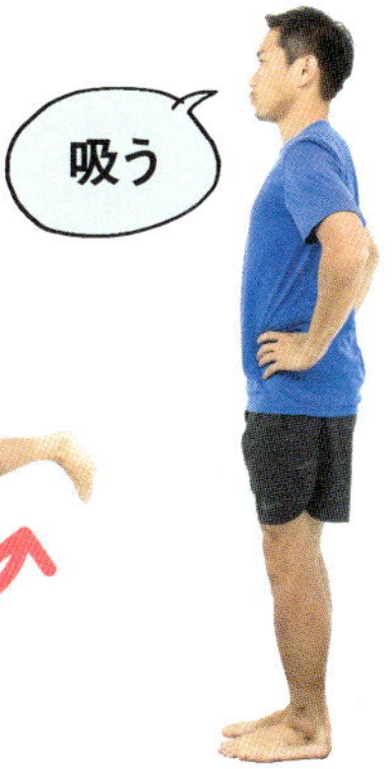


### 1 足を腰幅に開く

足は腰幅に開き、手を腰にあてて背すじを伸ばす。

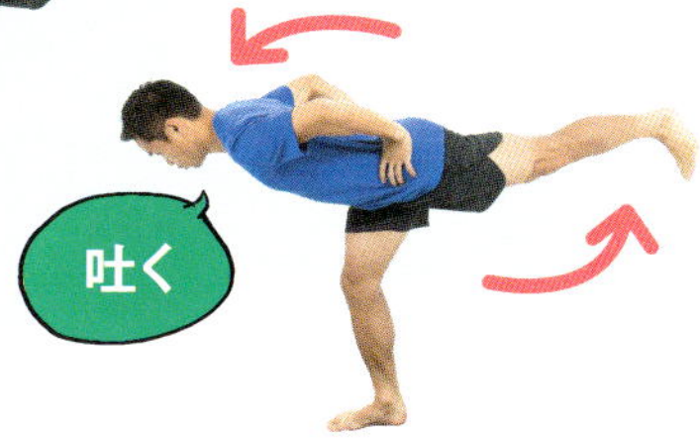


### 2 体を前に倒し、足を上げる

体を前に倒しながら片足を後ろに上げる。

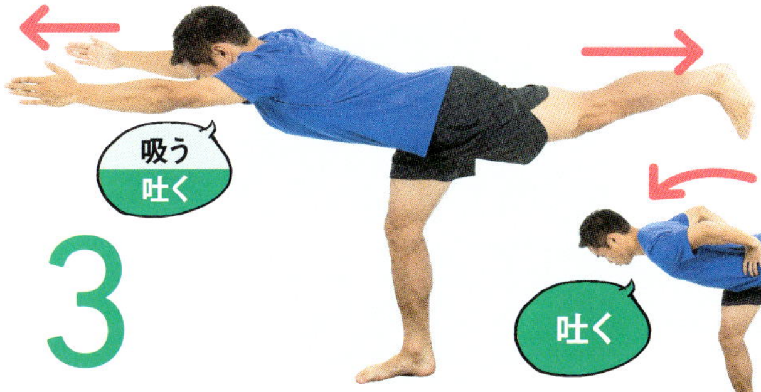


### 3 両手を前に伸ばす

両手を上げ、全身が水平になるようにバランスをとる。反対側の足でも同様に行う。

## YOGATOMO POINT

### 腰を水平に保つ

バランスをとるのが難しいポーズです。腰を水平に保ち、足の裏全体で床をキャッチする意識でバランスを保ちましょう。

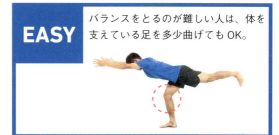

## EASY

バランスをとるのが難しい人は、体を支えている足を多少曲げてもOK。

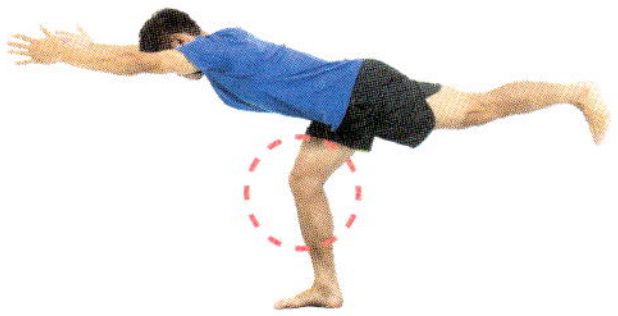

LESSON 38

# 戦闘をやめた戦士のポーズ

**ポーズ完成後 左右 各30秒**

効く症状：姿勢が悪い／体型が変わった／太りやすい／冷え性／集中力がない／憂鬱になる

## 下半身の引き締め・心肺機能アップ

**足腰を引き締めながら、集中力も身につくポーズ。わき腹が気持ちよくなる程度に伸ばしましょう。**

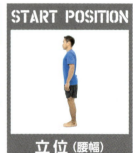

START POSITION

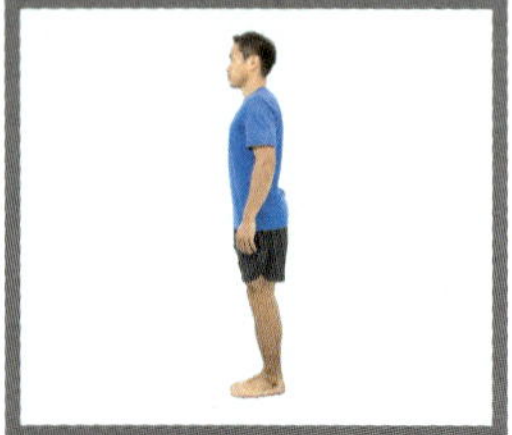

立位（腰幅）

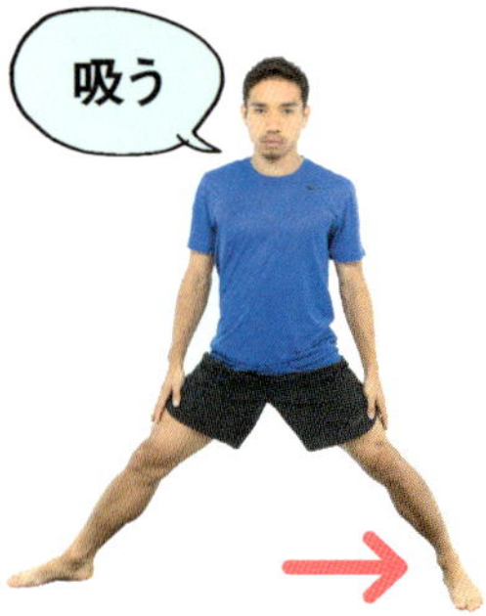


### 1 片足を後ろに引く

片足を後ろへ大きく引いて両足を広げる。

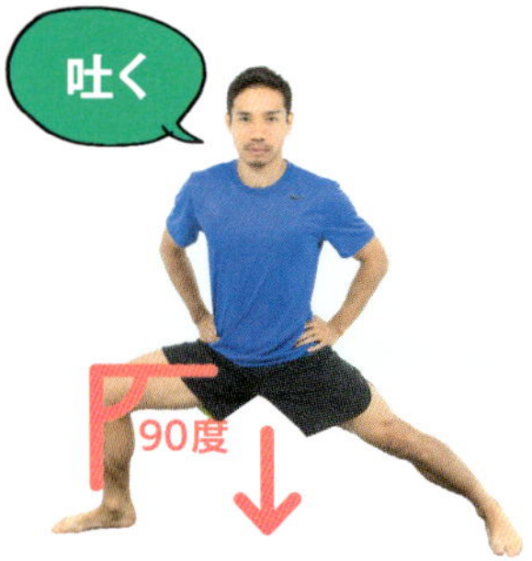


### 2 前ヒザを曲げて腰を落とす

前足のヒザを90度に曲げて腰を落とす。

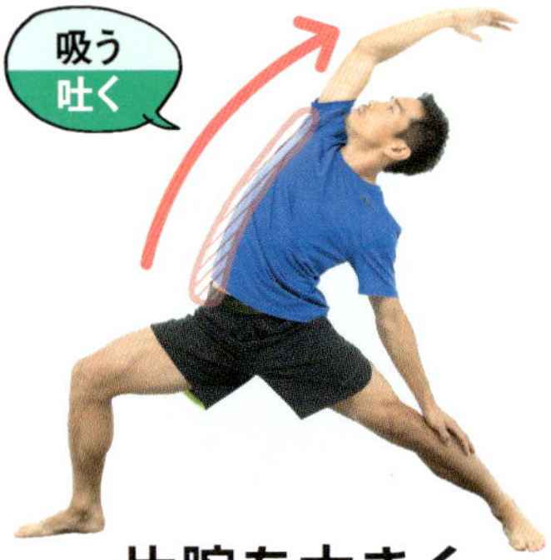


### 3 片腕を大きく頭上に上げる

前足側の腕を大きく弧を描くように上げ、目線は指先か腕ごしの天井に向ける。反対側も同様に行う。

YOGATOMO POINT

### ゆっくりと行うことで集中力アップ

腰を落とした状態で安定させると、下半身の引き締め効果が増します。さらに、腕を大きく弧を描くように上げ、胸を大きく開く動きが心肺機能の向上につながります。一連の流れをゆっくりと行うことで、集中力の向上も期待できます。

LESSON 39

# 木のポーズ

**ポーズ完成後 左右 各30秒**

効く症状：腰痛／足のむくみ／姿勢が悪い／頭痛やめまい／冷え性／集中力がない／イライラする／体幹を鍛えたい

## バランス感覚・集中力がアップ

**体の中心軸がまっすぐになるように意識しましょう。片足でバランスをとることで、体の中心軸のゆがみを矯正します。**

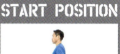

START POSITION

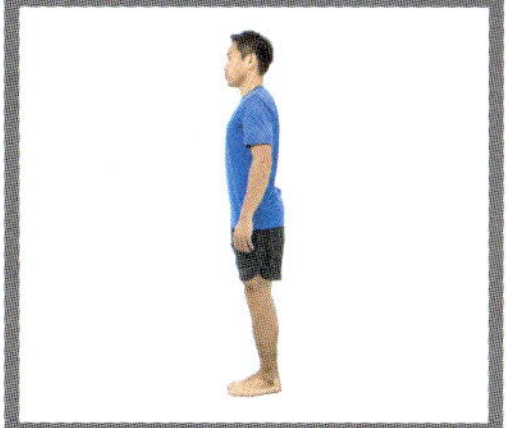

立位

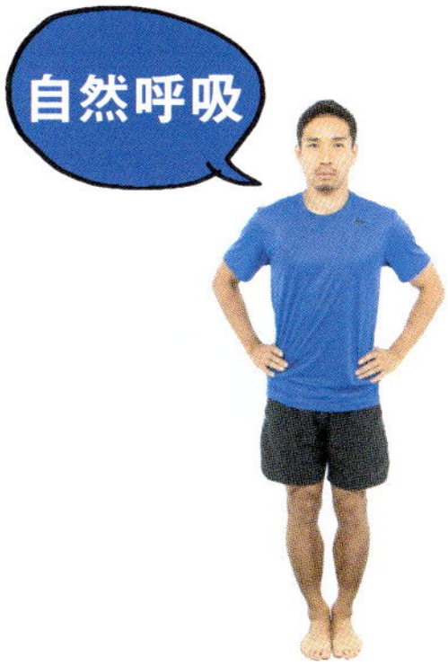


### 1 手を腰にあてる

手を腰にあててリラックスする。

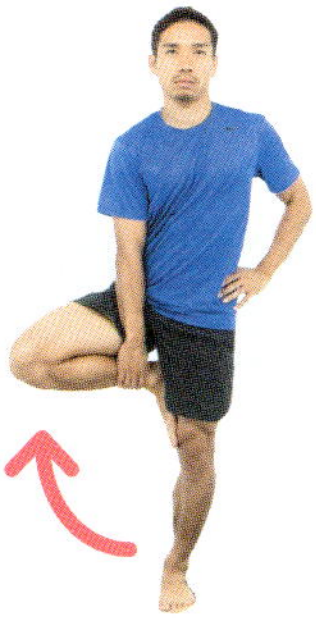

### 2 片方の足の裏を太ももにつける

片足の足の裏を反対側の太ももにつけてバランスをとる。

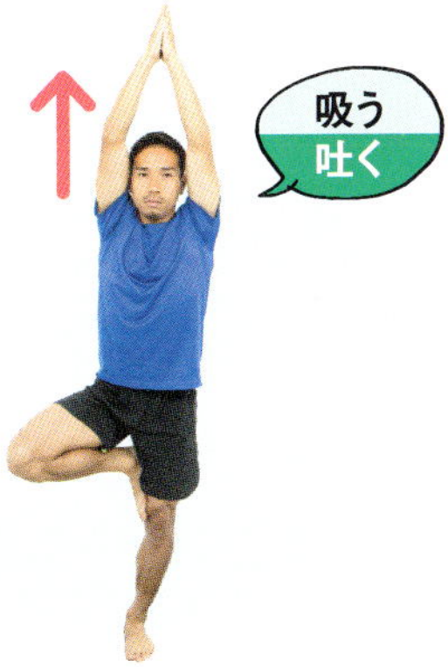


### 3 合掌して手を頭上に上げる

胸の前で合掌し、息を吸いながら頭上に上げる。反対の足も同様に行う。

YOGATOMO POINT

### 体の中心軸をキープ

根をはるように足の裏でしっかりと床をキャッチします。そして一本の木になったように、体の中心軸をイメージして集中しましょう。

EASY

うまくできない人は合掌した手は胸の前、片足はつま先立ちでもOK。

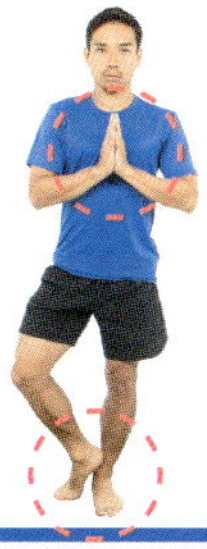

# LESSON 40 立位前屈のポーズ

ポーズ完成後 30秒

効く症状

- 目の疲れ
- 足のむくみ
- 食欲がない
- 下痢便秘がち
- 集中力がない
- 憂鬱になる

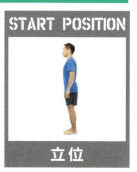

## モヤモヤ気分を爽快に

**体を前屈させることで脳に酸素を送り、頭をスッキリさせます。気分が乗らないときのリフレッシュに。**

START POSITION

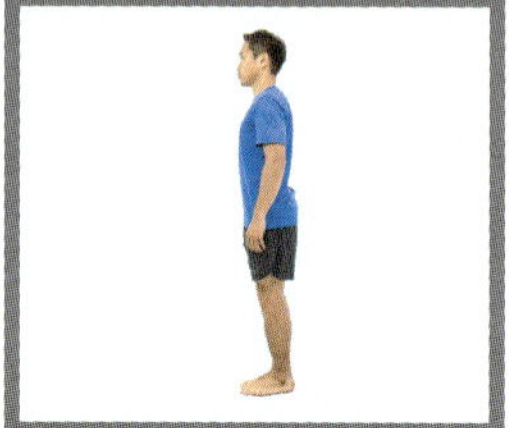

立位

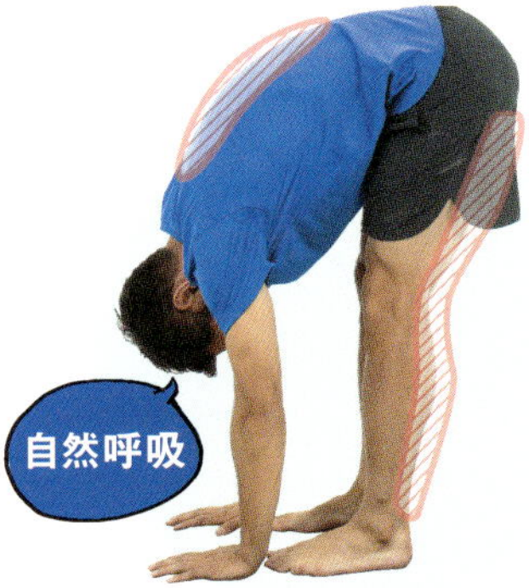


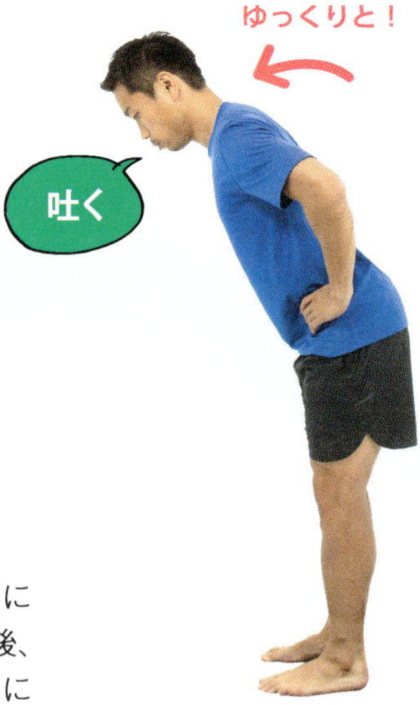


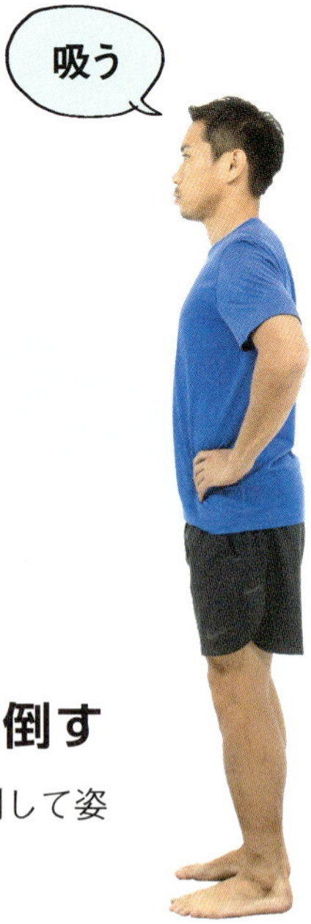


### 1 手を腰に添える

背すじをまっすぐ伸ばして、手を腰にあてる。

### 2 上半身を前に倒す

上半身を軽く前に倒して姿勢をキープ。

### 3 両手を下ろして体を前に倒す

両手を床に近づけるように下ろしてキープ。その後、頭が最後に上がるようにゆっくりと体を起こす。

YOGATOMO POINT

**ゆっくりと体を前に倒す**

勢いをつけて手を床につけようとすると腰を痛めます。呼吸をしながらゆっくりと体を前に倒しましょう。

# PART 4

# ヨガ友レッスン

## お悩み解決プログラム編

「すべてのヨガを試す時間はない……だけど肩こりと腰痛だけは解消したい!」そんな読者のために、目下の悩みだけを重点的に解決できる21のプログラムを紹介します。「ダイエット」「快眠」「集中力アップ」といったさまざまなお悩みにも、バッチリ効果が期待できます。

YOGATOMO PROGRAM

TOTAL 7分

# 1 肩甲骨を徹底的にほぐす！ 肩こり解消コース

仕事や家事で多くの人が悩む肩こり。肩こりを解消するポイントはズバリ**「肩甲骨」**にあります。肩甲骨の動きをスムーズにすると、肩や背中の張りが軽減されるだけでなく、**血流が良くなり、代謝も良くなるためダイエットにもつながります**。慢性的な肩こりを解消するために、肩甲骨をほぐすポーズを重点的に行いましょう。

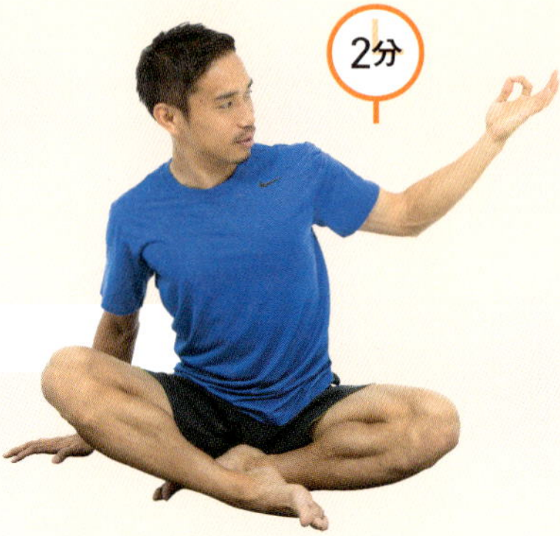

2分

## 1 アラウンド・ザ・ワールド

→ LESSON 2

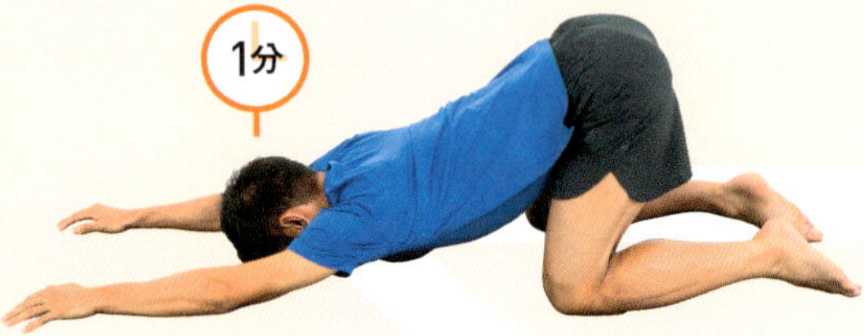

1分

## 2 ネコの伸びのポーズ

→ LESSON 19

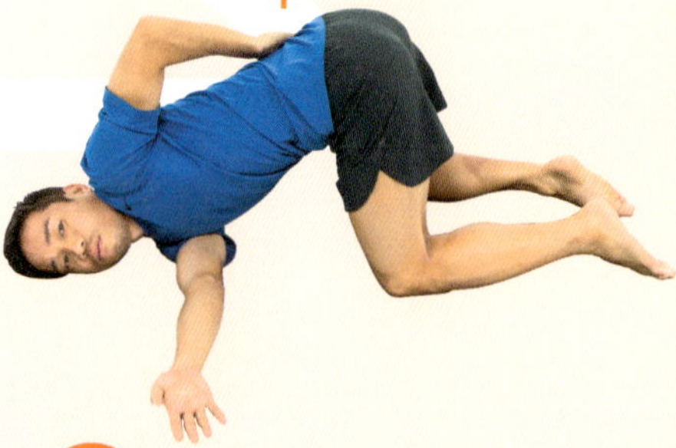

2分

## 3 針の糸通しのポーズ

→ LESSON 21

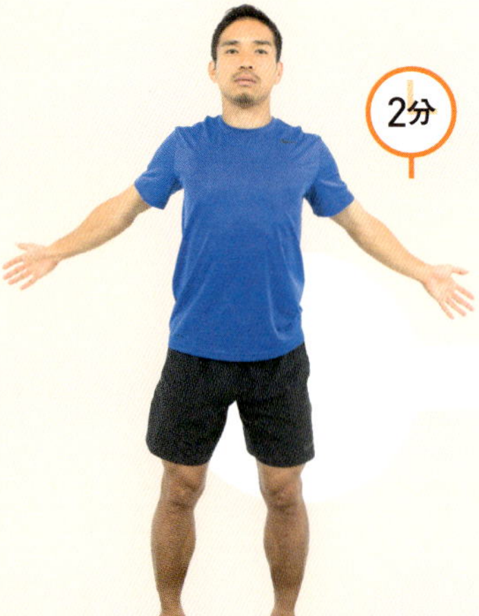

2分

## 4 腕ふりと肩の脱力のポーズ

→ LESSON 35

YOGATOMO PROGRAM　TOTAL 4分

## 3　現代病“スマホ首”を撃退！ 首の疲れ解消コース

スマホの使いすぎで首の姿勢が悪くなる“スマホ首”や首の疲れには、首の筋肉を伸ばすポーズを行いましょう。首だけでなく、**体幹や腕など他の部位と一緒に伸ばすと効果的**です。

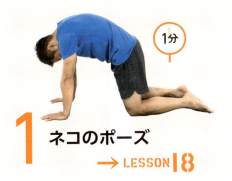

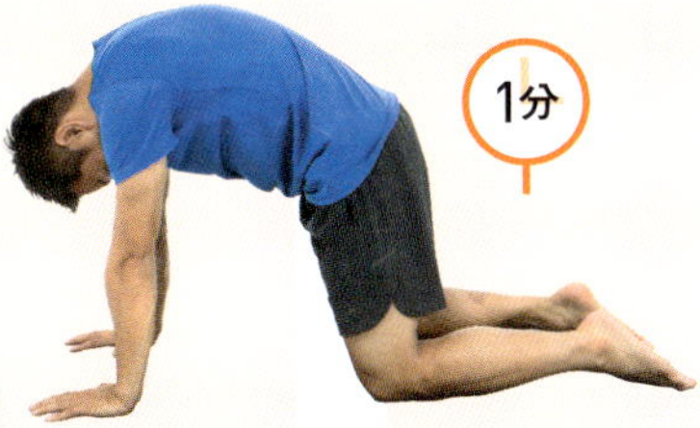

1分

### 1 ネコのポーズ

→ LESSON 18

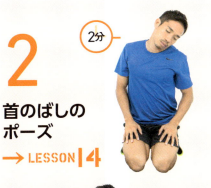

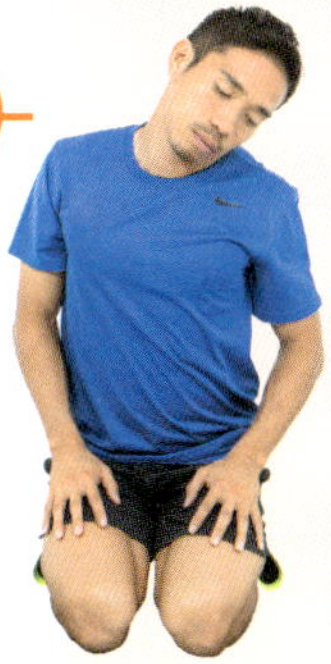

2分

### 2 首のばしのポーズ

→ LESSON 14

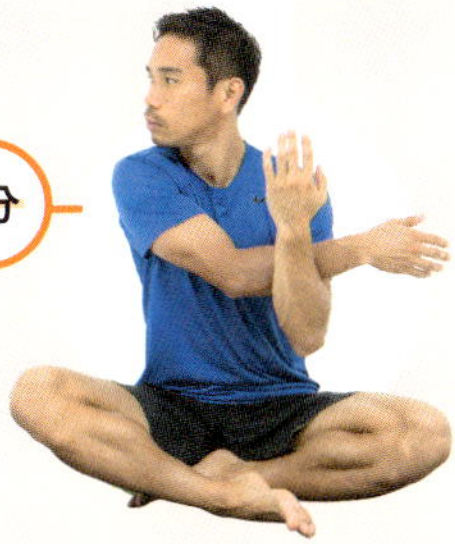

1分

### 3 弓矢のポーズ

→ LESSON 5

YOGATOMO PROGRAM　TOTAL 4分

## 2　頭を刺激して目がスッキリ！ 目の疲れ解消コース

目の疲れには、頭部をケアするポーズが効果的。**頭頂部を逆さにしたり、刺激したりすることで頭部の血行を良くします**。爽快感を得られるだけでなく眼精疲労を和らげます。

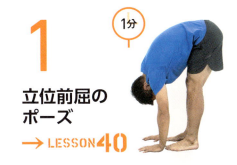

1分

### 1 立位前屈のポーズ

→ LESSON 40

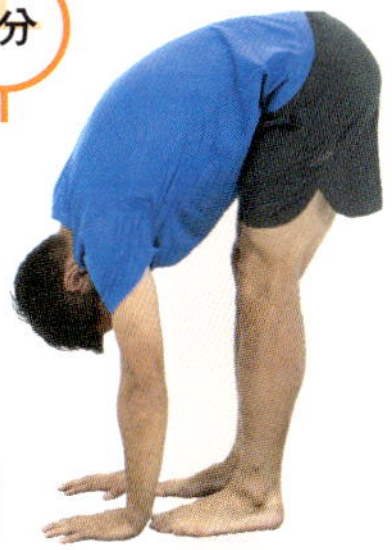

2分

### 2 首のばしのポーズ

→ LESSON 14

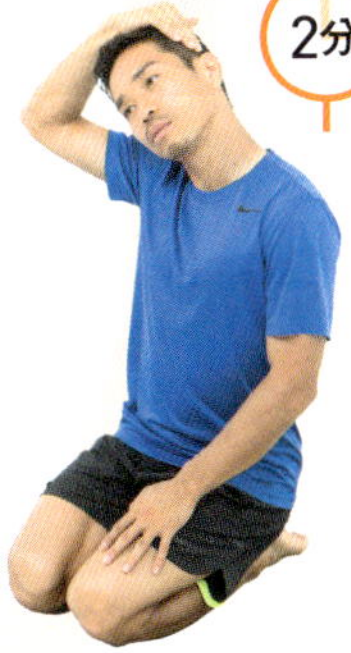

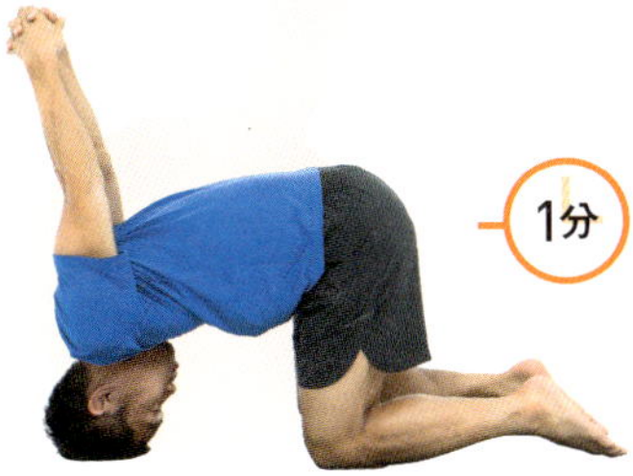

1分

### 3 うさぎのポーズ

→ LESSON 17

YOGATOMO PROGRAM TOTAL 4分

# 5 デスクワークが多い人はコレ! 背中の張り改善コース

デスクワークが多い人は背中が張りがちです。背中の張りを感じたら、**背骨と肩甲骨を動かすポーズ**がオススメ。背中の血流が良くなり張りが解消され、猫背改善、腰痛予防にもなります。

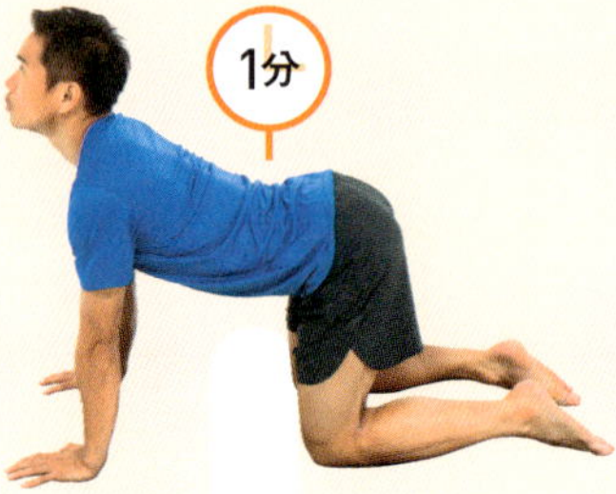

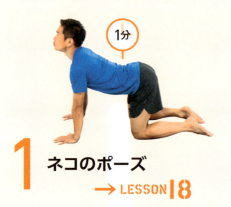

## 1 ネコのポーズ

→ LESSON 18

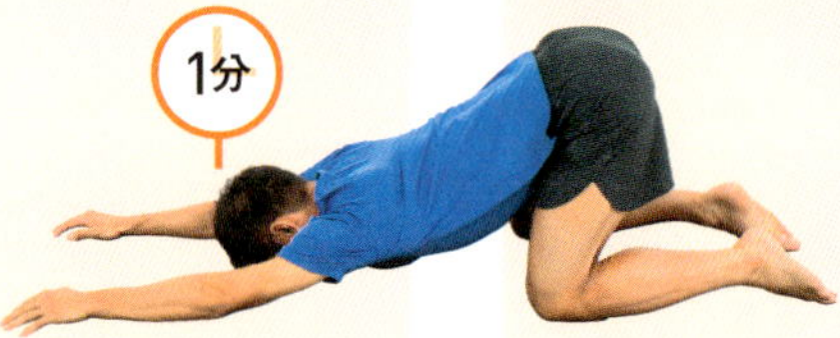


## 2 ネコの伸びのポーズ

→ LESSON 19

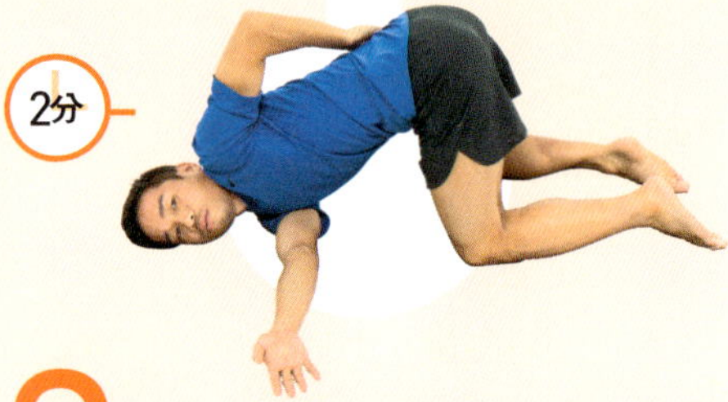


## 3 針の糸通しのポーズ

→ LESSON 21

YOGATOMO PROGRAM TOTAL 4分

# 4 疲れた手首をリフレッシュ! 手首の疲れ解消コース

スマホやパソコン操作、家事などで一日中使いっぱなしの腕や手首。これらの疲労は、**やがて肩や首のこりを引き起こします**。手首や腕をほぐすポーズで、リフレッシュさせましょう。

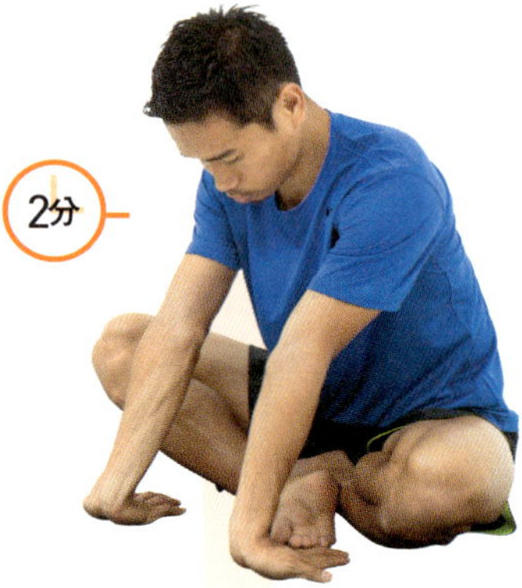


## 1 座ったカエルのポーズ

→ LESSON 4

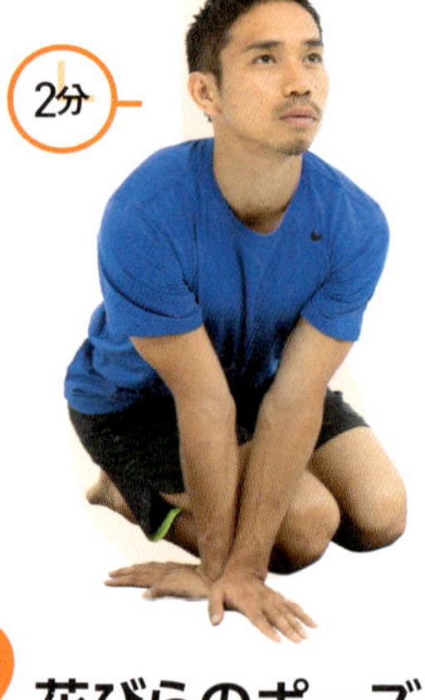


## 2 花びらのポーズ

→ LESSON 16

TOTAL 6分

# 6 全身をほぐしてウエストも細く！ 腰痛改善コース

腰痛の原因は「姿勢が悪い」「下半身の筋肉がかたい」などさまざまあるため、腰まわりのケアはもちろん、全身のケアが必要です。**背中や太もも、お尻の筋肉など総合的に筋肉をほぐせるポーズ**を行いましょう。また、腰まわりを重点的に行うだけでも、腰痛改善だけでなく、**ウエストのシェイプアップ**効果が見込めます。

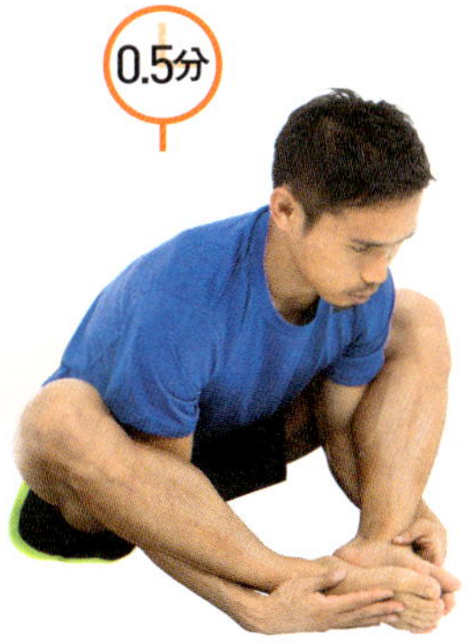


## 1 真珠貝のポーズ

→ LESSON8

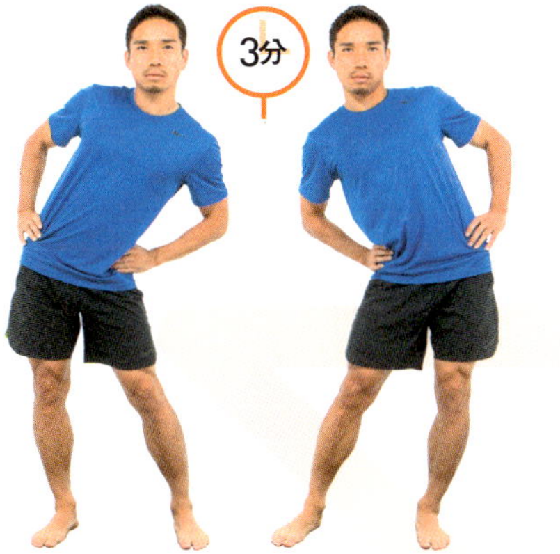


## 2 骨盤まわしのポーズ

→ LESSON34

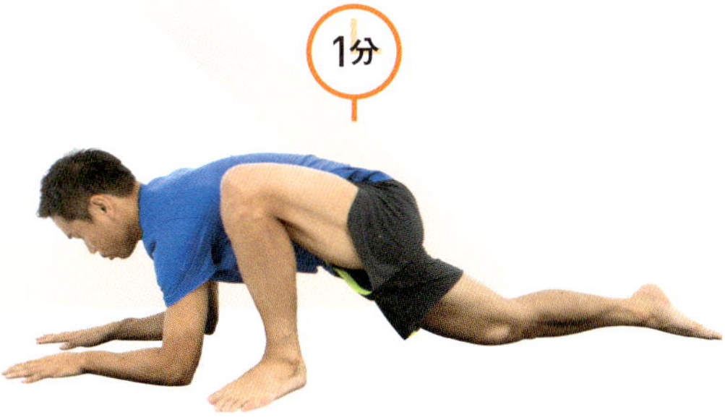


## 3 トカゲのポーズ

→ LESSON25

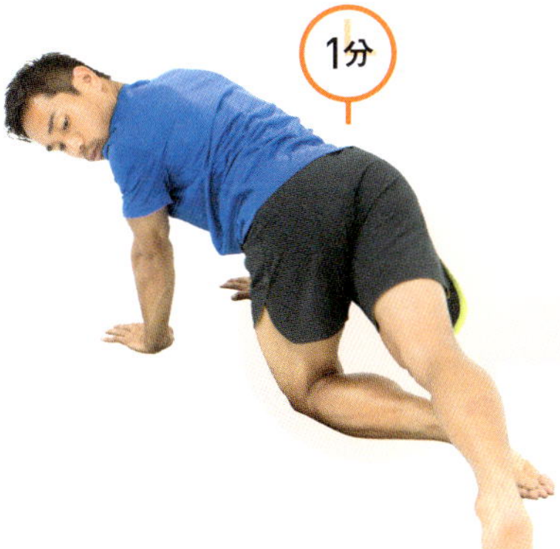


## 4 見返り美人のポーズ

→ LESSON22

YOGATOMO PROGRAM　TOTAL 3分

# 7 股関節をほぐして下半身スッキリ！ 足のむくみ解消コース

股関節がかたまるとリンパの循環が悪くなり、足のむくみの原因に。**股関節をほぐして柔軟性が高まると、腰まわりの血行が促進される**ため、足のむくみの解消が期待できます。

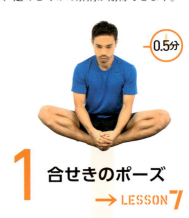

0.5分

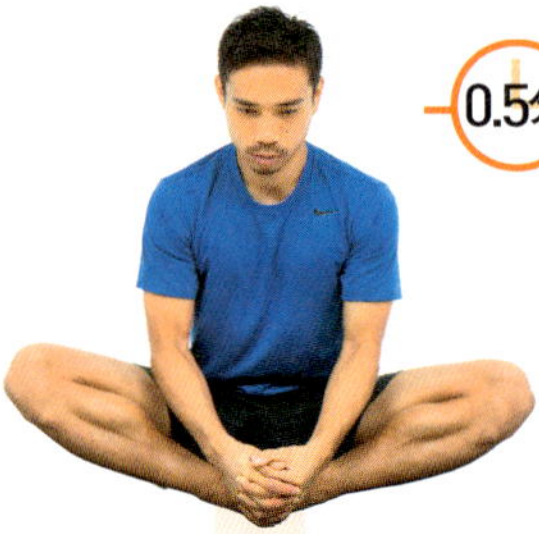

## 1 合せきのポーズ

→ LESSON 7

1分

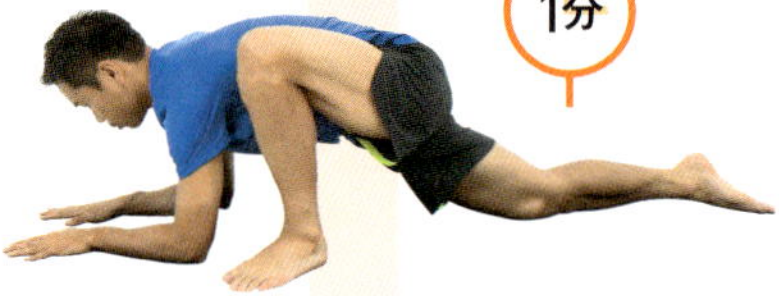

## 2 トカゲのポーズ

→ LESSON 25

1分

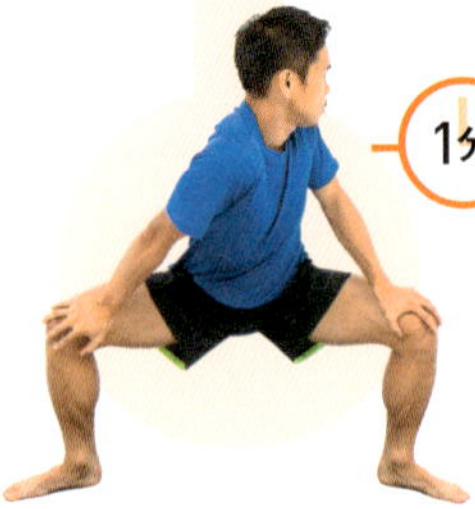

## 3 馬のポーズ ～ねじりタイプ～

→ LESSON 33

YOGATOMO PROGRAM　TOTAL 4分

# 8 下半身を引き締めて快適に！ しびれ予防コース

坐骨神経痛などの下半身のしびれ予防には、**太ももやお尻まわりの筋肉をほぐすポーズ**を。しびれの予防だけでなく、下半身が引き締まり、骨盤のゆがみ改善にもつながります。

0.5分

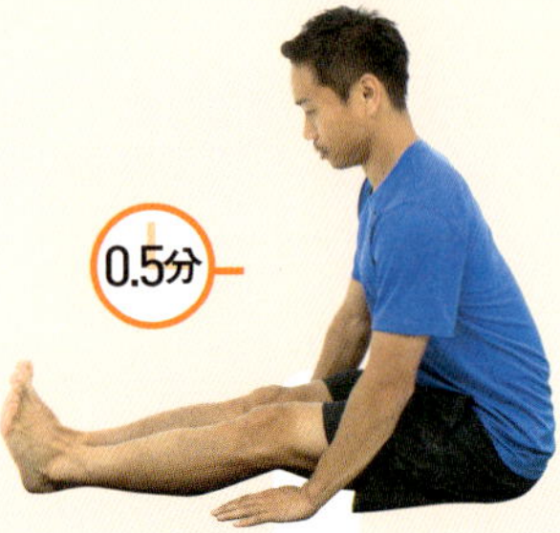

## 1 長座前屈のポーズ

→ LESSON 10

1分

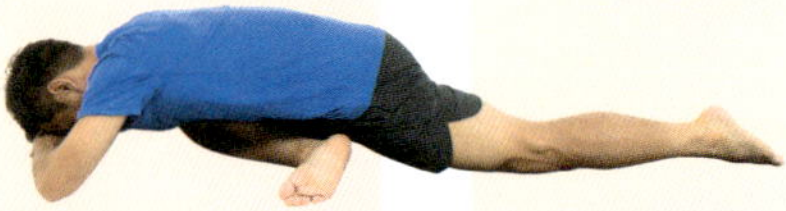

## 2 伏せた鳩のポーズ

→ LESSON 24

2分

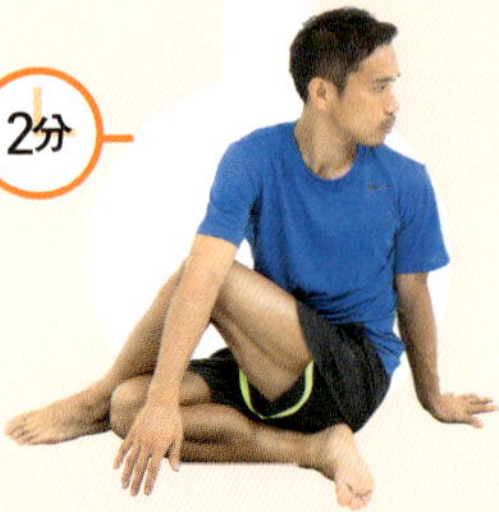

## 3 座位のねじりのポーズ

→ LESSON 9

YOGATOMO PROGRAM　TOTAL 5分

# 10 全身を引き締めて理想の体型に！ ダイエットコース

「くびれがなくなった」「お腹が出てきた」など体型が変わったことにお悩みの人は、**全身を使って引き締めるポーズ**がオススメ。**胸を開く、ねじるなどの動作で心肺・内臓機能も強化**できます。

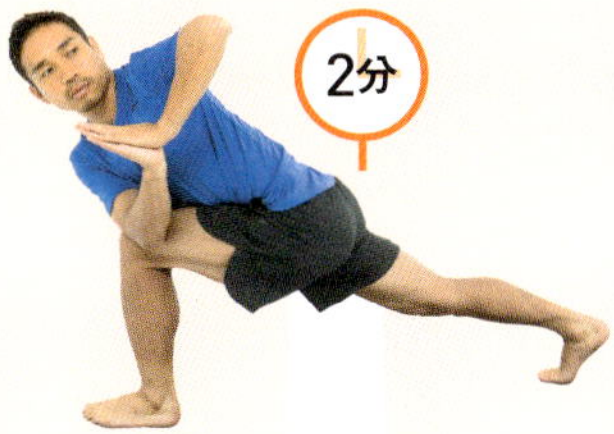


## 1 ねじった体を伸ばすポーズ

→ LESSON32

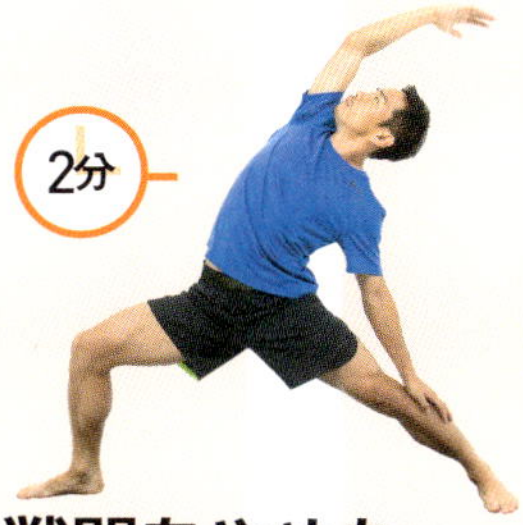


## 2 戦闘をやめた戦士のポーズ

→ LESSON38

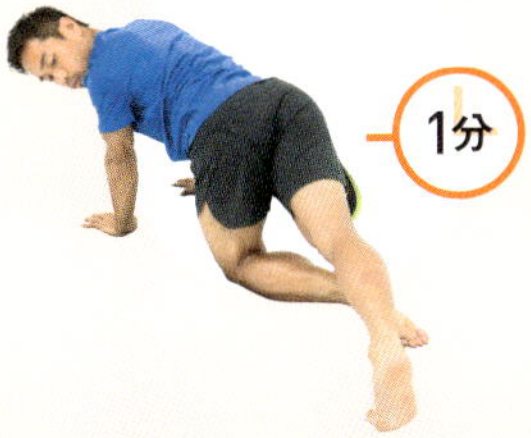


## 3 見返り美人のポーズ

→ LESSON22

YOGATOMO PROGRAM　TOTAL 2分

# 9 美しい姿勢を手に入れる！ 姿勢改善コース

美しい姿勢を保つには、骨盤まわりにある筋肉が大事。股関節を前後左右に大きく開くと、それらの筋肉をしっかりと伸ばすことができます。骨盤のゆがみが整えられ、姿勢の改善につながります。

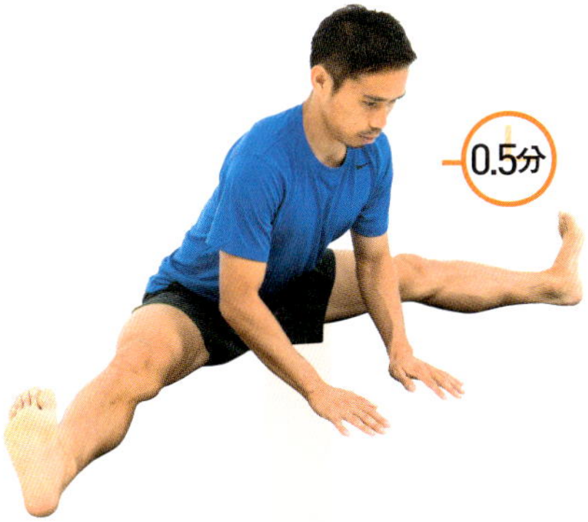


## 1 開脚前屈のポーズ

→ LESSON11

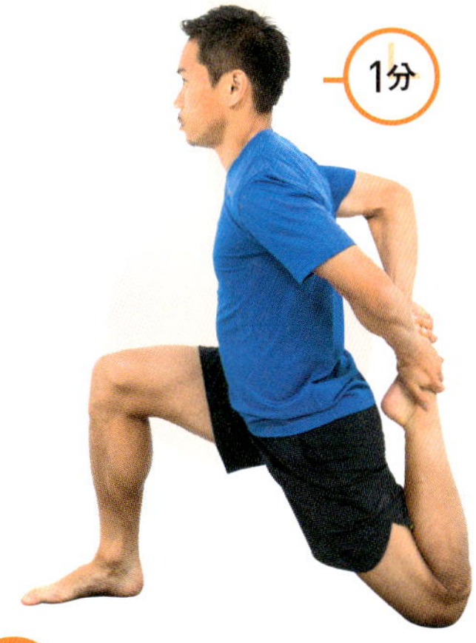


## 2 三日月のポーズ

→ LESSON31

TOTAL 4分

# 11 骨盤&股関節ケアで代謝アップ！ 痩せ体質コース

「最近、痩せにくく太りやすくなった」と感じる方は、運動不足や不規則な生活習慣で基礎代謝が悪くなっていることが考えられます。**ダイエットをして痩せ体質をつくる**ためには、**基礎代謝**が良くなるポーズを重点的に行いましょう。**骨盤、股関節まわりの筋肉をほぐして血流を良くする**ことで全身の基礎代謝の改善につなげ、痩せ体質を手に入れましょう。

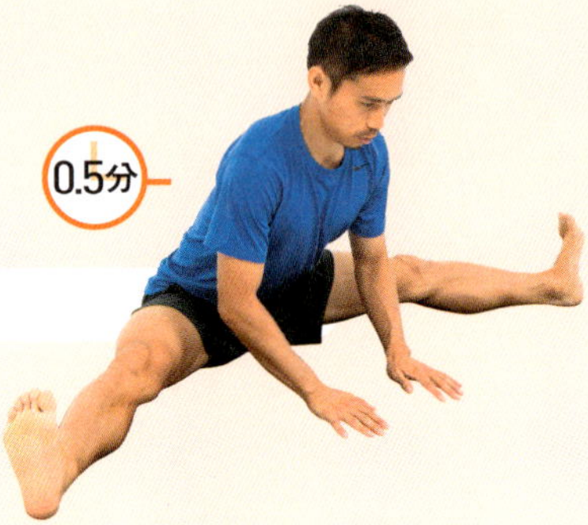


## 1 開脚前屈のポーズ

→ LESSON 11

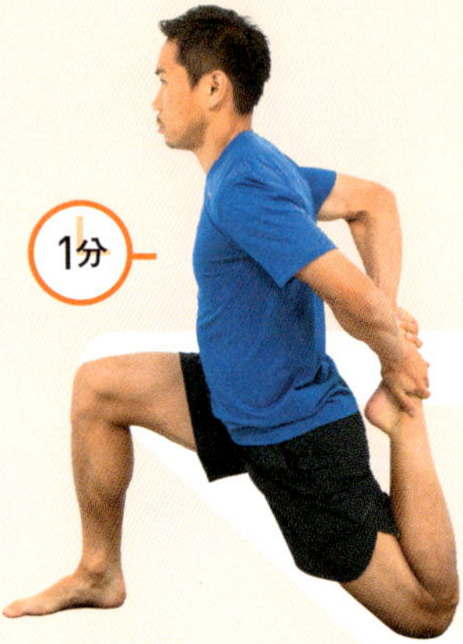


## 2 三日月のポーズ

→ LESSON 31

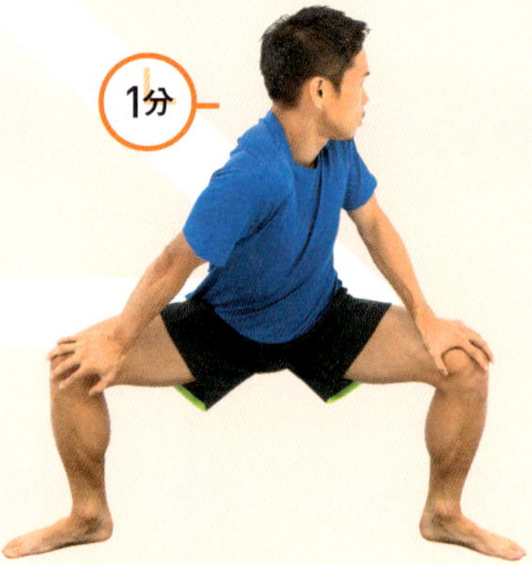


## 3 馬のポーズ ～ねじりタイプ～

→ LESSON 33

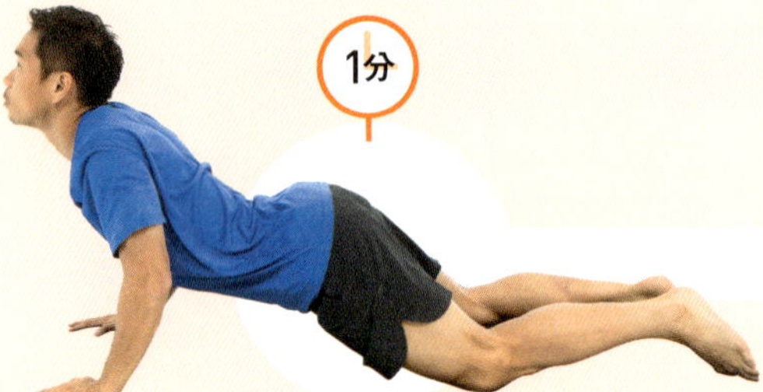


## 4 ネコの伸びのポーズ ～大車輪タイプ～

→ LESSON 20

YOGATOMO PROGRAM TOTAL 3分

## 13 姿勢を整えて胃腸を活性化！ 食欲回復コース

「食欲が出ない」「お腹の調子が悪い」など胃腸まわりで悩む人は、**全身の血流を良くする**と、胃腸の働きを整える効果が期待できます。「姿勢を正す」「ねじりの動作を行う」ことがポイントです。

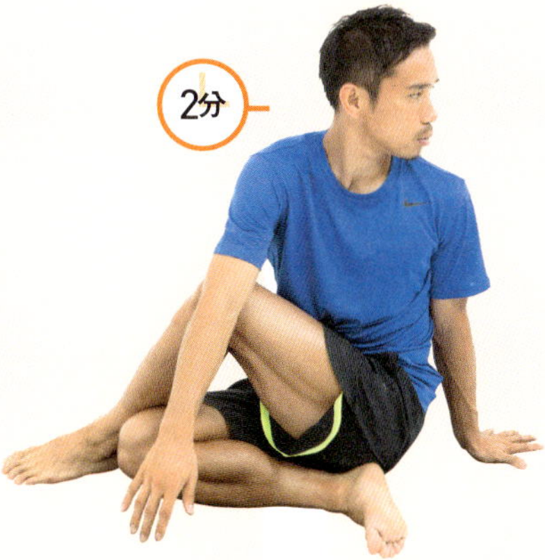


### 1 座位のねじりのポーズ

→ LESSON 9

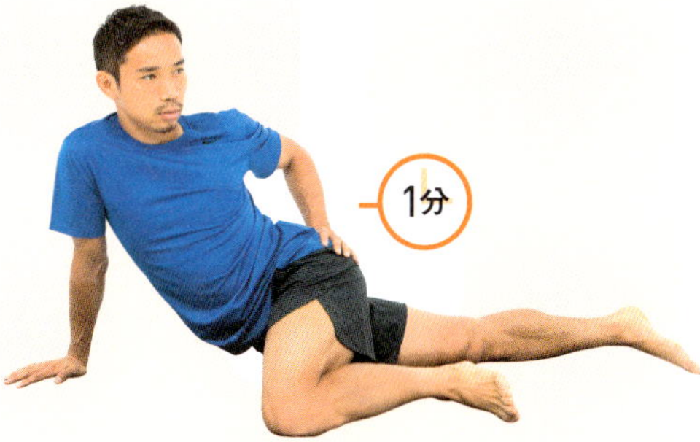


### 2 コブラのポーズ ～ねじりタイプ～

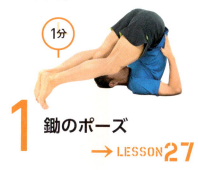

→ LESSON 26

YOGATOMO PROGRAM TOTAL 4分

## 12 寝る前たった3分でリラックス！ 快眠促進コース

「寝つきが悪い」「朝起きられない」など睡眠の悩みの原因は、疲れやストレスで気持ちが高ぶっている可能性も。寝る前に、**背骨、骨盤などをほぐしながら深く呼吸をして心身の緊張を和らげましょう**。

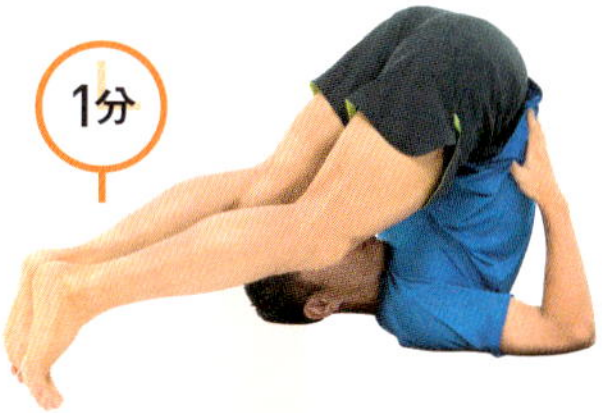


### 1 鋤のポーズ

→ LESSON 27

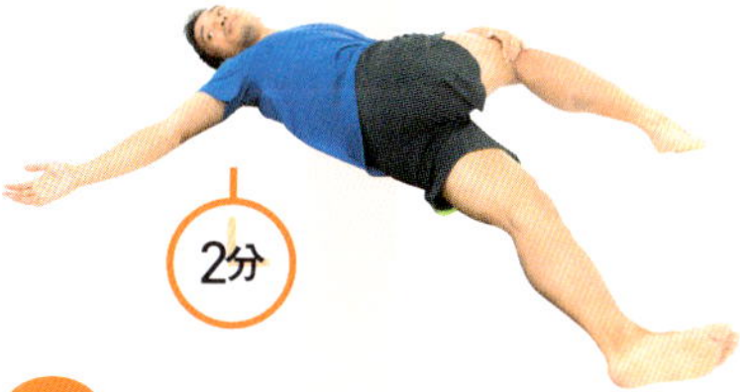


### 2 ワニのポーズ

→ LESSON 29

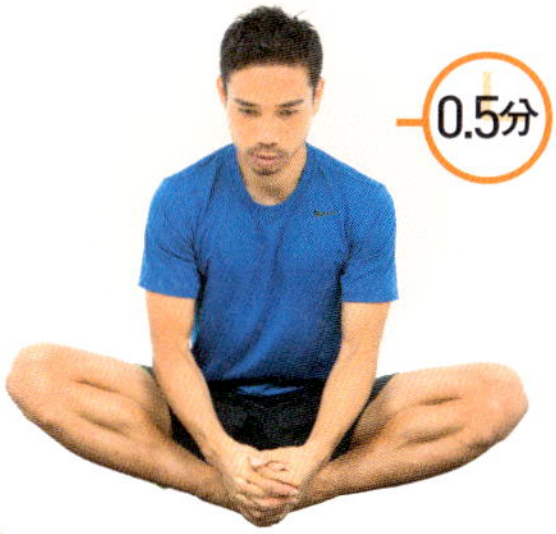


### 3 合せきのポーズ

→ LESSON 7

YOGATOMO PROGRAM TOTAL 9分

# 14 瞑想&リラックスでパワーチャージ！ 疲労回復コース

「疲れやすい」「疲れが抜けにくい」という人は、まずは**瞑想で心身をリラックス。その後、全身に効くポーズで体を活性化させて体中にエネルギーを送り込み**、疲労や怠惰感を和らげましょう。

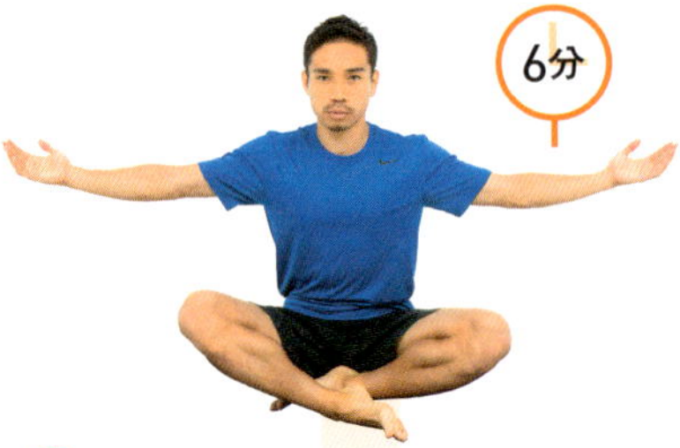


## 1 瞑想&太陽を仰ぐポーズ

→ LESSON 1

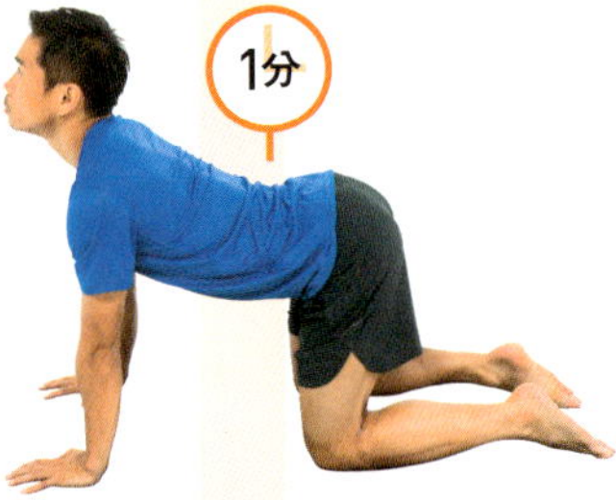


## 2 ネコのポーズ

→ LESSON 18

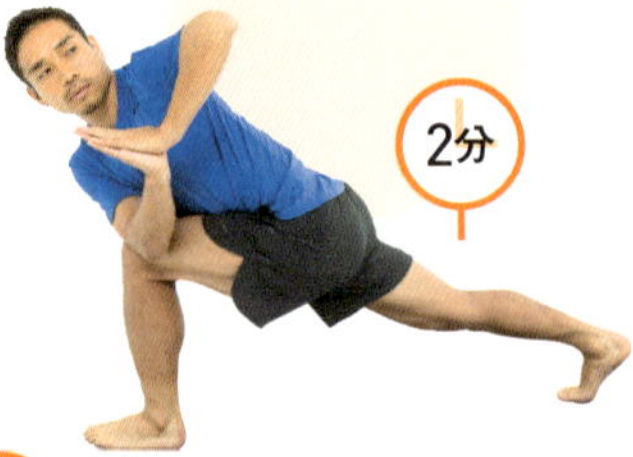


## 3 ねじった体を伸ばすポーズ

→ LESSON 32

YOGATOMO PROGRAM TOTAL 4分

# 15 頭痛もめまいも寝ながら改善！ 自律神経調整コース

頭痛やめまいが増えたという人は自律神経を整えるポーズを。仰向けになって寝た状態で行うポーズは、首～背中～腰など後ろ半身を伸ばすことで**自律神経を整え、心を落ち着かせる**ことができます。

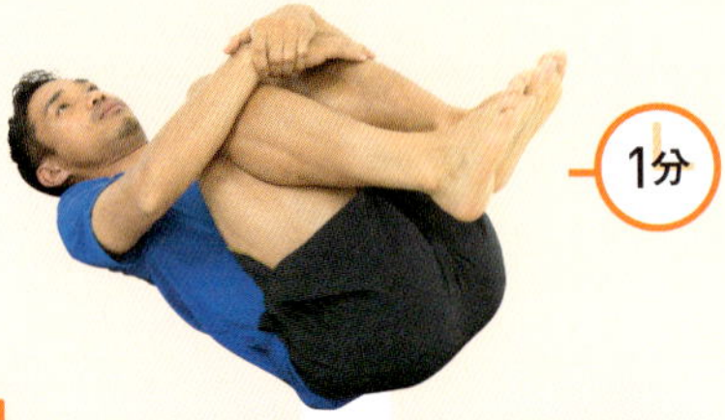


## 1 ガス抜きのポーズ

→ LESSON 28

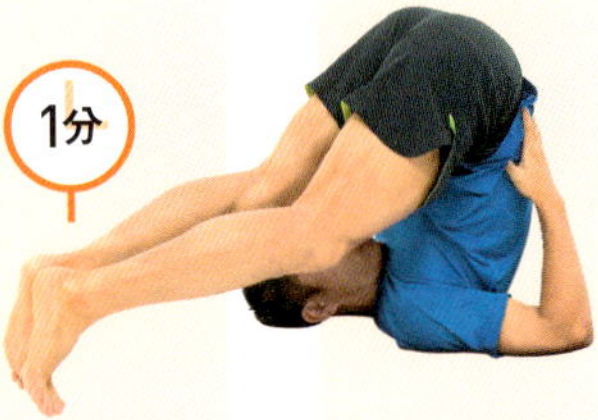


## 2 鋤のポーズ

→ LESSON 27

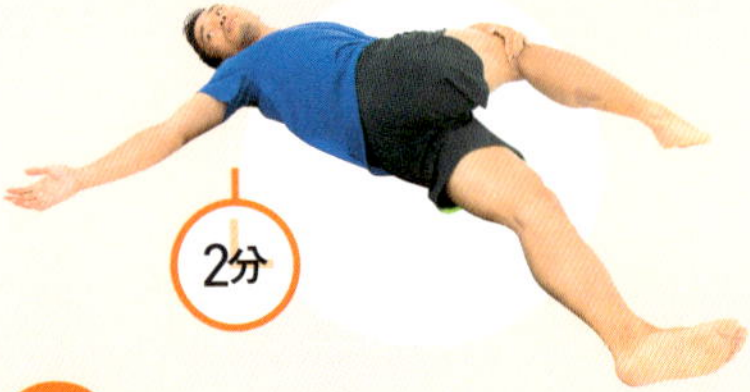


## 3 ワニのポーズ

→ LESSON 29

YOGATOMO PROGRAM TOTAL 4分

# 16 骨盤をほぐして血行促進！ 冷え性改善コース

悩ましい冷え性。その原因は、体のゆがみが下半身の血流を悪くしていることにある可能性があります。ゆっくりと呼吸をしながら骨盤をほぐすと、**下半身の血流が促されて冷え性改善につながります。**

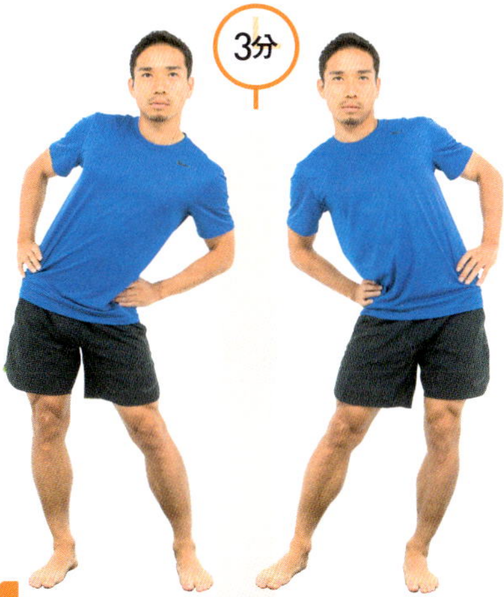


## 1 骨盤まわしのポーズ

→ LESSON34

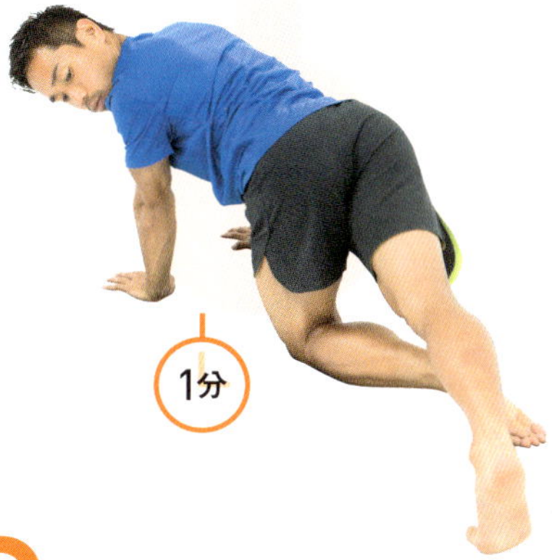


## 2 見返り美人のポーズ

→ LESSON22

YOGATOMO PROGRAM TOTAL 4分

# 17 下痢・便秘の悩みともお別れ！ 胃腸改善コース

下痢や便秘などお腹の調子が良くないときは、背すじを伸ばしながら腰まわりを動かすポーズを行いましょう。**背骨や骨盤を矯正するだけでなく、胃腸に刺激を与えるため整腸効果が見込めます。**深い呼吸とともに行いましょう。

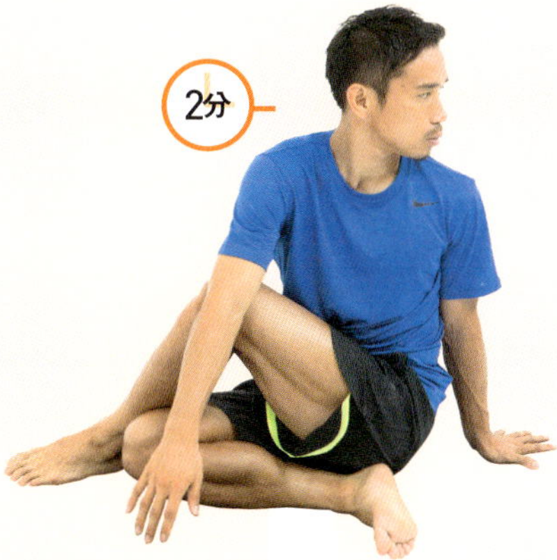


## 1 座位のねじりのポーズ

→ LESSON9

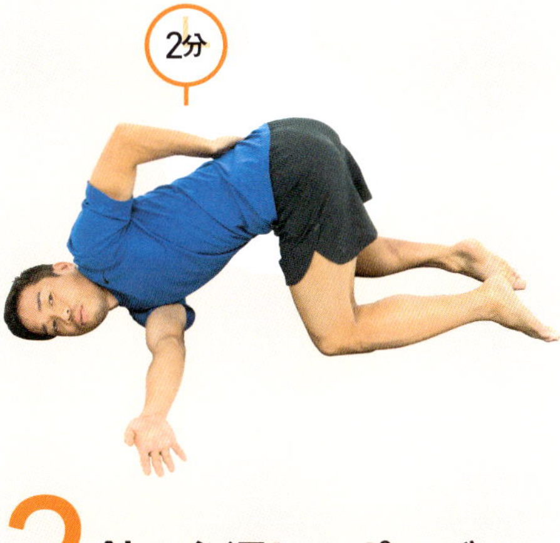


## 2 針の糸通しのポーズ

→ LESSON21

TOTAL 12分

# 18 仕事のパフォーマンスを上げる! 集中力アップコース

**仕事やスポーツでのパフォーマンスを最大化**させるために集中力をアップさせたいなら、全身でバランスをとるポーズを行いましょう。**体の中心軸を感じながら、全身の筋肉を使って姿勢をキープすることを意識する**と集中力が身につきます。また、ポーズの最後に**瞑想**を行うことも効果的。呼吸だけに意識を集中させることで集中力がさらに高まります。

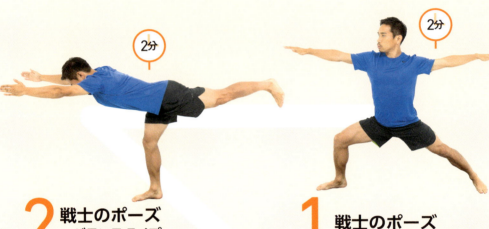

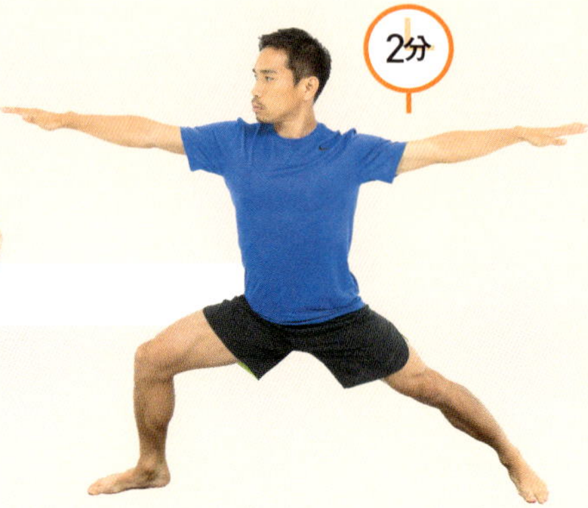

2分

## 1 戦士のポーズ

→ LESSON36

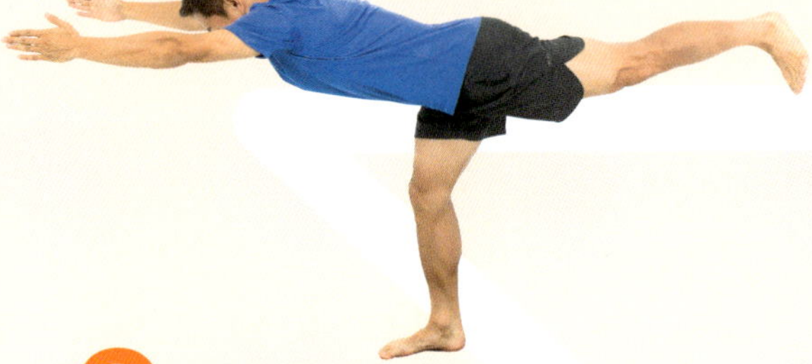

2分

## 2 戦士のポーズ ～バランスタイプ～

→ LESSON37

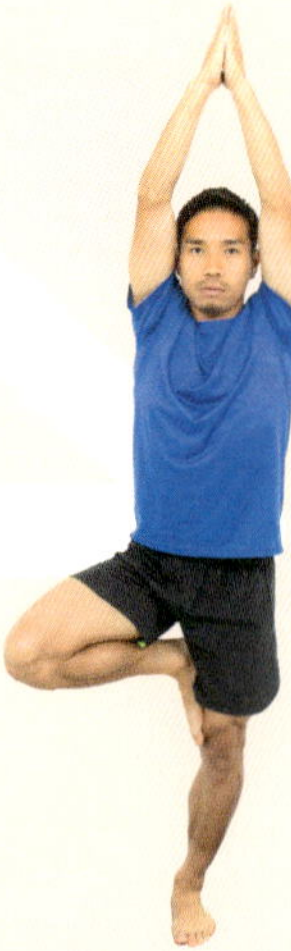

2分

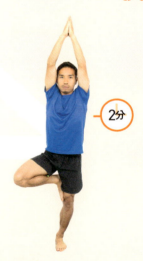

## 3 木のポーズ

→ LESSON39

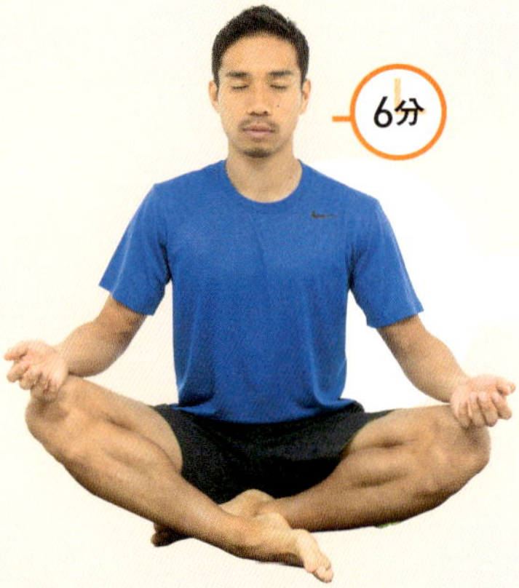

6分

## 4 瞑想&太陽を仰ぐポーズ

→ LESSON1

YOGATOMO PROGRAM TOTAL 9分

# 19 溜まったストレスにさようなら! リフレッシュコース

疲れやストレスでモチベーションが上がらないときは、**瞑想と深い呼吸をしながら行うポーズ**でリフレッシュしましょう。胸を開きながら心を整えると、自然とポジティブな気持ちが芽生えてきます。

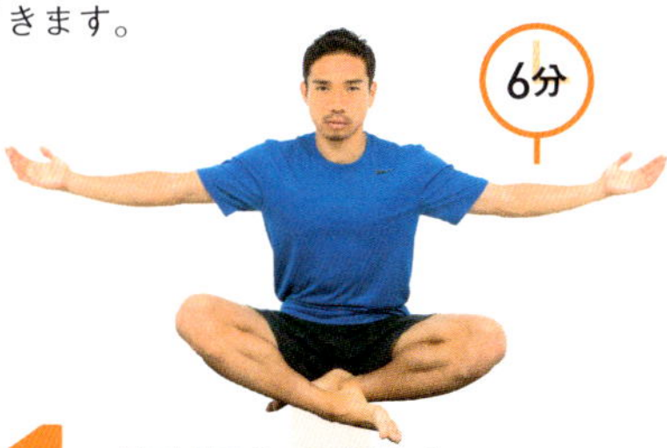


## 1 瞑想&太陽を仰ぐポーズ

→ LESSON 1

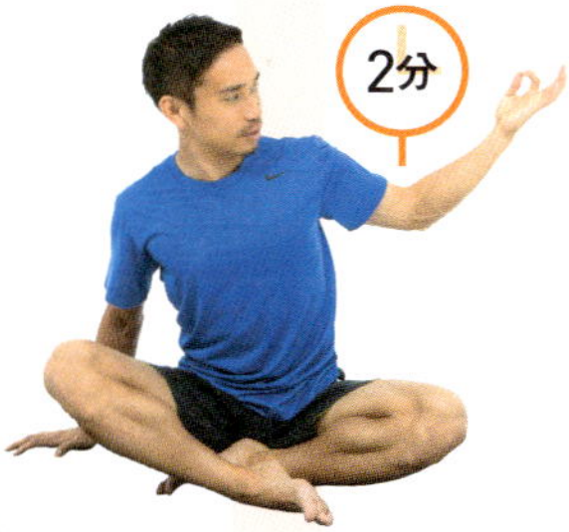


## 2 アラウンド・ザ・ワールド

→ LESSON 2

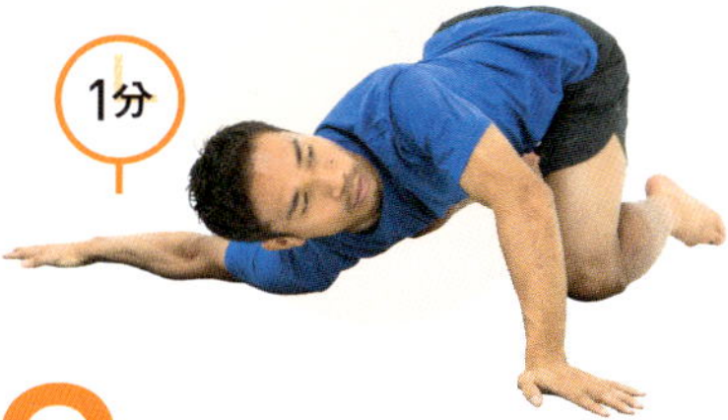


## 3 ほら穴のぞきのポーズ

→ LESSON 15

YOGATOMO PROGRAM TOTAL 3分

# 20 胸を開いてメンタルケア! 感情コントロールコース

イライラしたり感情の起伏を抑えられなくなったら、**胸を開いて体を伸ばすポーズ**がオススメ。胸を開いて酸素をたくさん取り込むと副交感神経が活発になり、リラックス効果が得られます。

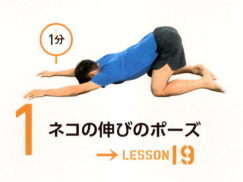

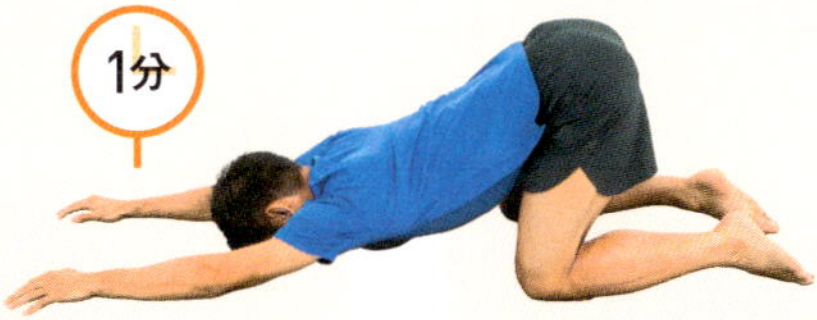


## 1 ネコの伸びのポーズ

→ LESSON 9

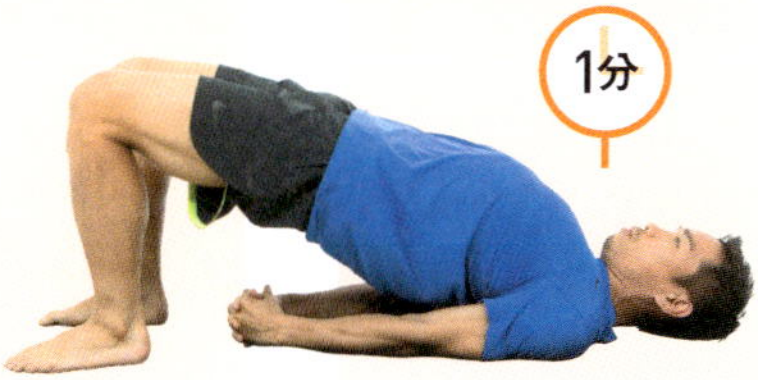


## 2 橋のポーズ

→ LESSON 30

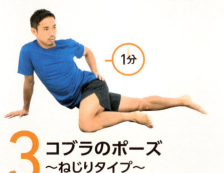

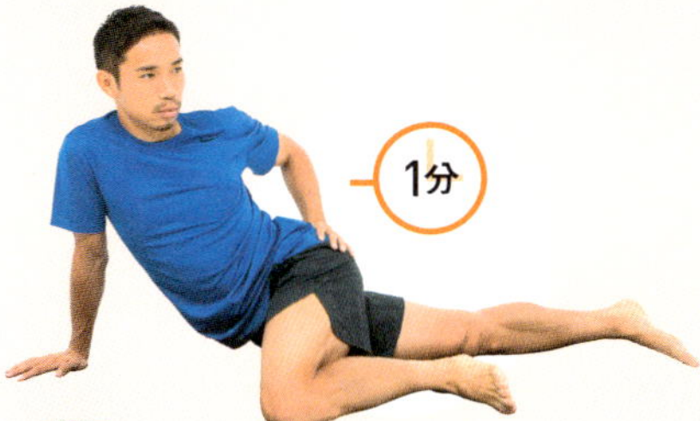


## 3 コブラのポーズ ～ねじりタイプ～

→ LESSON 26

YOGATOMO PROGRAM

TOTAL 5分

# 21 グラつかない強い体を獲得！ 体幹安定コース

体幹の強化には全身でバランスをとるポーズが効果的。上半身から下半身までの筋肉を同時に使うことで、全身が引き締まります。さらに不安定な姿勢でも**バランスを保つことで体幹が鍛えられます**。体幹を鍛えると、バランス感覚や運動能力が向上するのはもちろんですが、インナーマッスルが強化されることで、ダイエット効果も得られます。また、姿勢をキープする筋肉が強化されることで、肩こりや腰痛予防にもなります。

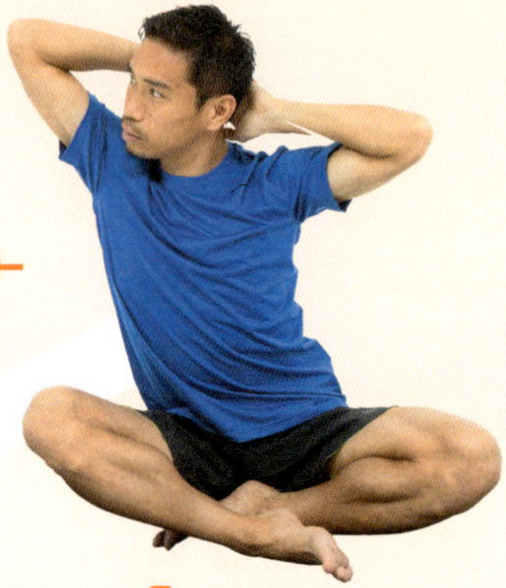

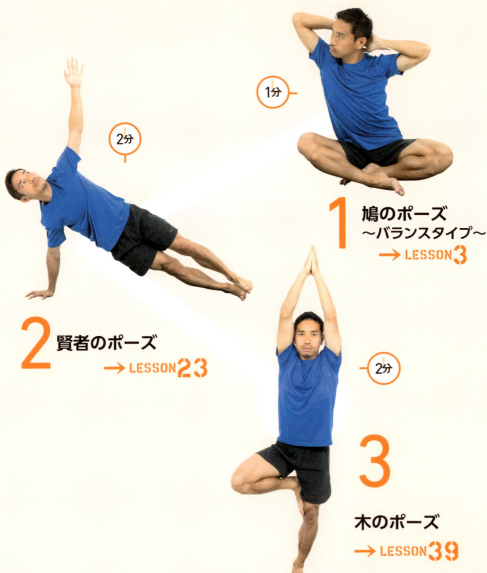

1分

## 1 鳩のポーズ ～バランスタイプ～

→ LESSON3

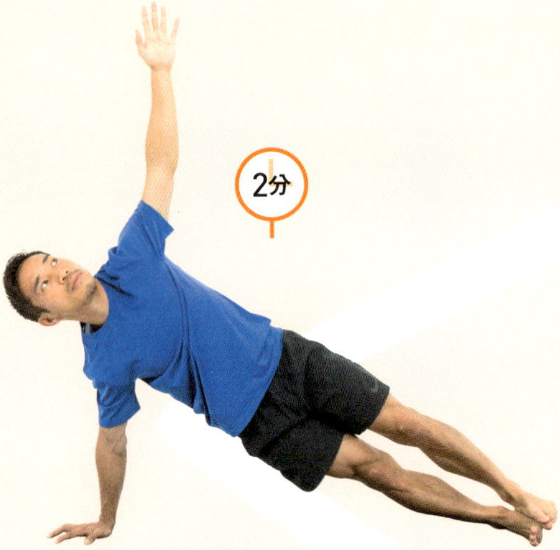

2分

## 2 賢者のポーズ

→ LESSON23

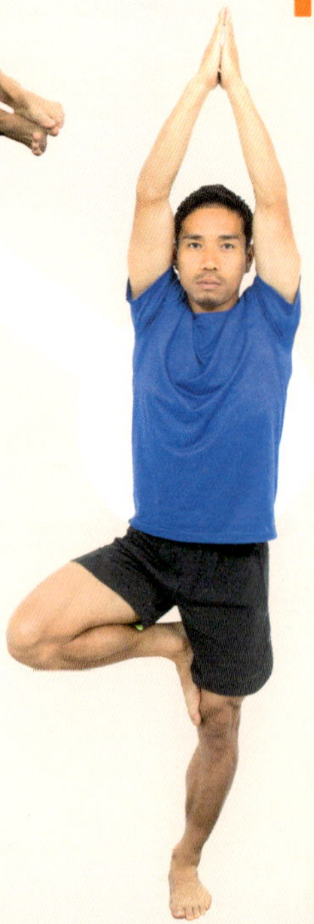

2分

## 3 木のポーズ

→ LESSON39

# PART 5

# NAGATOMO Method

PART 5は、体幹トレーニングも加えた
上級者向けのプログラムです。PART 3・4のヨガが
余裕をもってこなせるようになったら、試してみましょう。
ひと通り順番に行うことで、全身の筋力や柔軟性が上がり、
ケガや不調の少ない体をつくれます。

# NAGATOMO Method とは？

NAGATOMO Method（ナガトモメソッド）は、ブレない心と体を手にいれるためのトレーニング。長友佑都が行っている「運動」「食事」「思考」のノウハウを、誰でも実践できるよう東急スポーツオアシスと一緒に開発したメソッドです。ここまでに紹介してきた「ヨガ友」を応用し、「ヨガ」で関節の可動域を広げてから「体幹」を鍛え、さらに「脱力」することで心も体もゆるめます。「ヨガ」「体幹」「脱力」の３つの要素を連動させることで、「ケガをしない体づくり」と代謝の向上による「高いボディメイク効果」が期待できます。

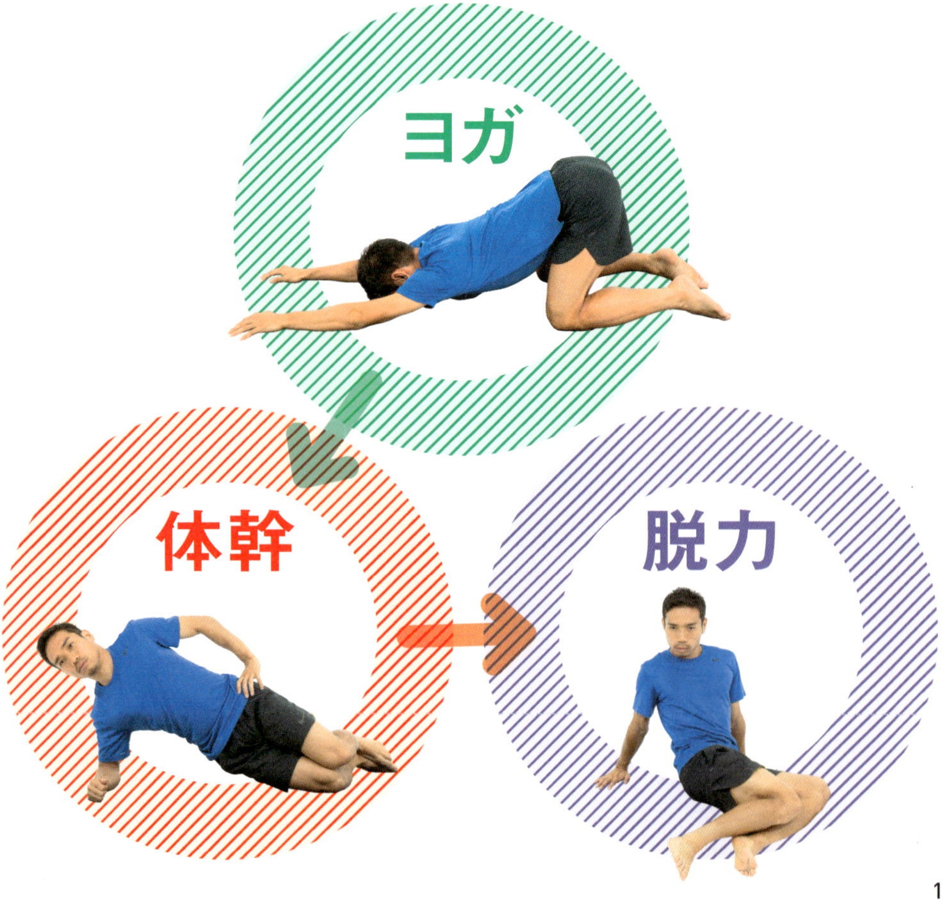

ヨガ

# 背骨&肩甲骨を動かし、ウォーミングアップ!

まずは、ヨガで各関節の動きを良くしましょう。より体幹を鍛えやすい状態となり、トレーニングに大きな相乗効果を生み出します。肩甲骨も重点的にほぐすと効果的です。

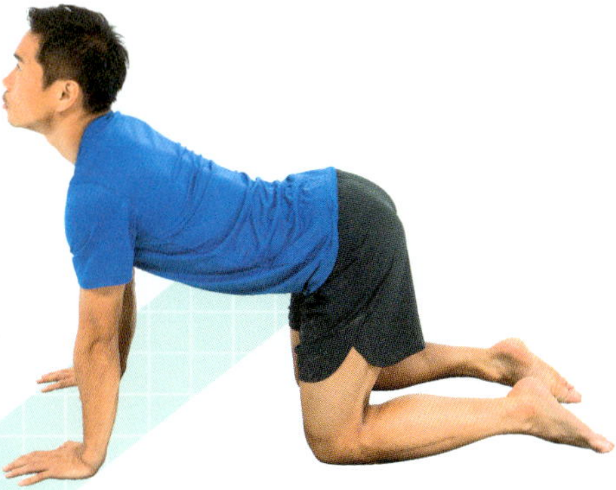

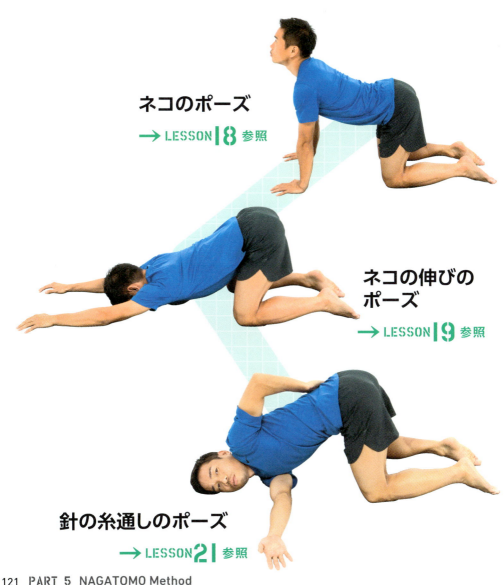

### ネコのポーズ

→ LESSON 18 参照

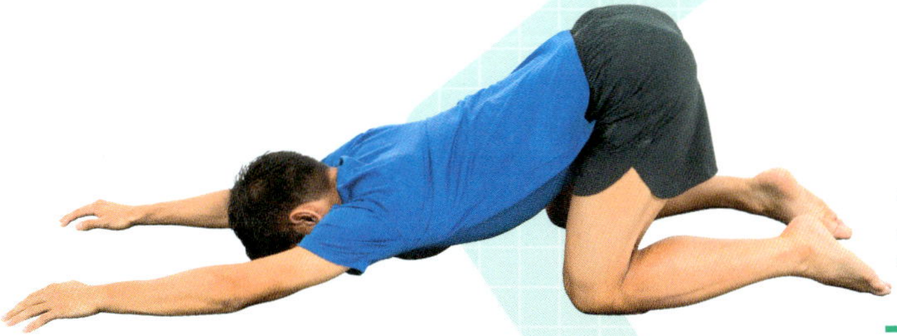

### ネコの伸びのポーズ

→ LESSON 19 参照

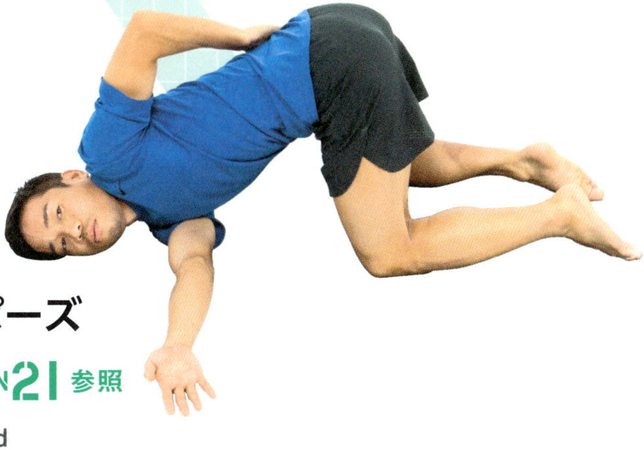

### 針の糸通しのポーズ

→ LESSON 21 参照

体幹

# 体幹トレーニングで質の高い筋肉をつくる！

**体の深層の筋肉であるインナーマッスルと表層の筋肉であるアウターマッスルを連動させ、体幹の筋力を総合的に効率よく鍛えます。バランスが良く、質の高い体づくりを目指しましょう。**

## フロントブリッジ　30秒×2回

お腹を締めて腰を持ち上げて全身を一直線にし、体の前側全体を鍛えます。

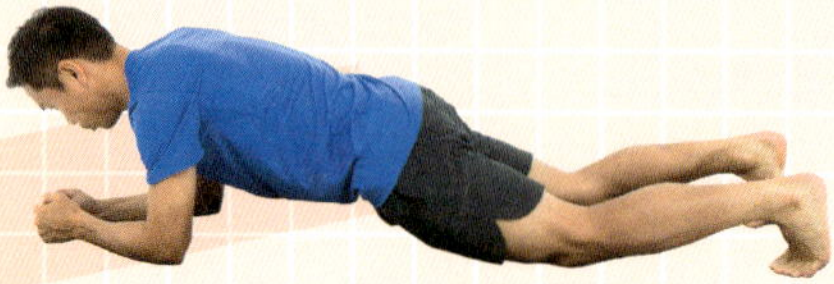

**1　うつ伏せでヒジとヒザをつく**

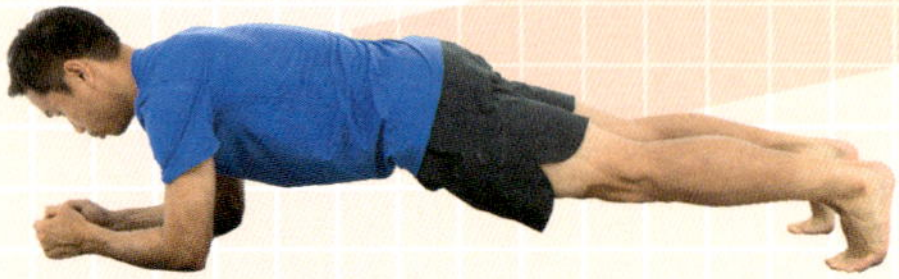

**2　腰とヒザを上げてキープ**

## バックブリッジ　30秒×2回

仰向けで背中を浮かせ、脊柱起立筋（背筋）、大殿筋など体の後ろ側全体を鍛えます。

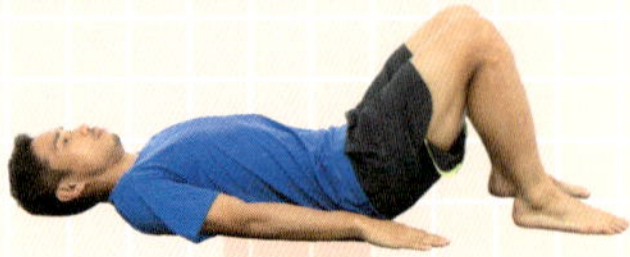

**1　仰向けでヒザを立てる**

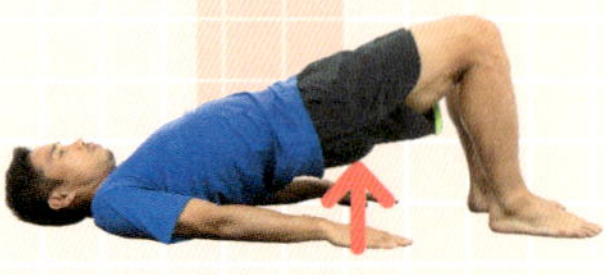

**2　腰を上げてキープ**

## サイドブリッジ　30秒×左右 各1回

横向きでお腹を持ち上げることで腹斜筋など体の横側全体を鍛えます。

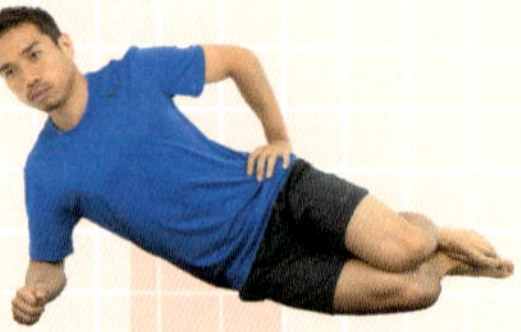

**1　横向きでヒジを床につける**

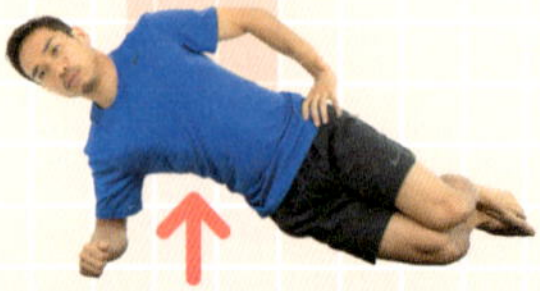

**2　お腹を上げてキープ**

体幹

# ヨガのポーズで バランスの良い筋肉に!

全身を総合的に伸ばすヨガのポーズを重点的に行います。体幹トレーニングの後に再びヨガを組み込むことで、しなやかでバランスの良い筋肉をつくり、ボディメイク効果を高めます。

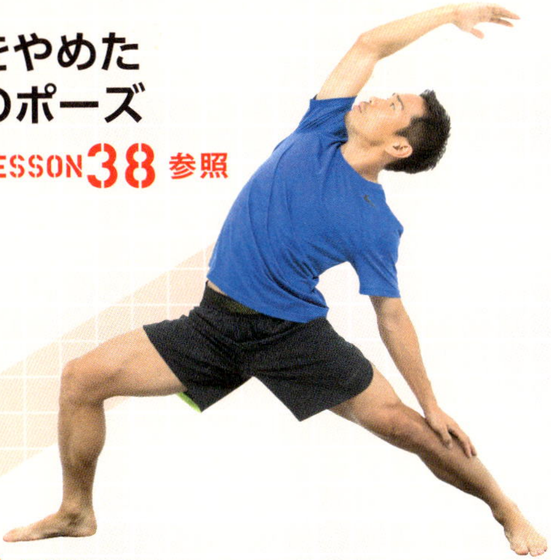

**戦闘をやめた戦士のポーズ**

→ LESSON38 参照

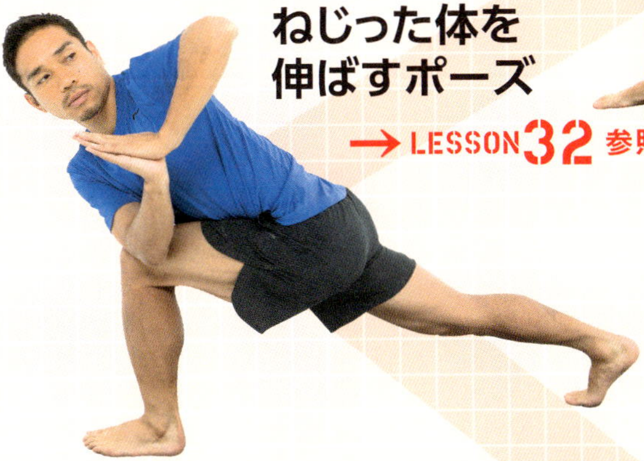

**ねじった体を伸ばすポーズ**

→ LESSON32 参照

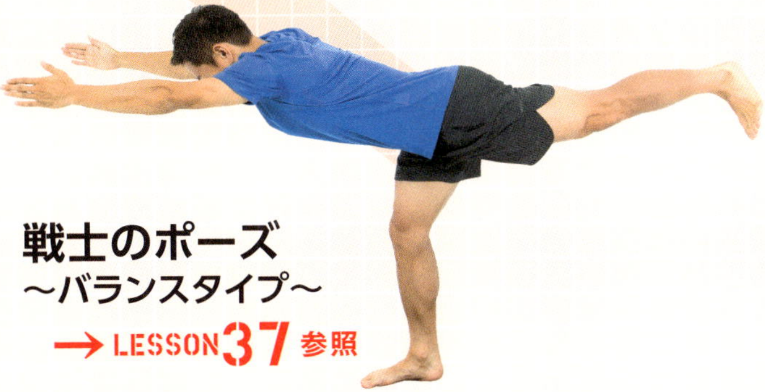

**戦士のポーズ ～バランスタイプ～**

→ LESSON37 参照

脱力

# 脱力トレーニングで仕上げ!心もゆるめて良質な体に

**最後は、脱力トレーニングで締めくくります。
自ら意識して「脱力」をコントロールし、体も心もゆるめることで、
ケガをしない体づくりと、質の高いボディメイクを目指します。**

## セルフモビライゼーション

往復10回

心をリラックスさせて全身の力を抜き、立てたヒザを左右にパタンパタンと倒しながら体幹をゆるめます。

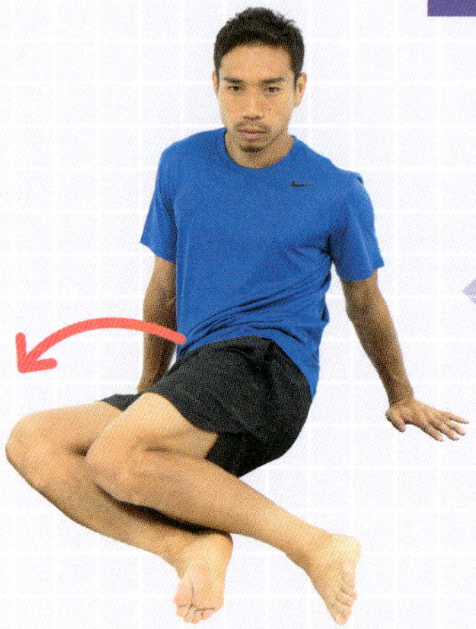

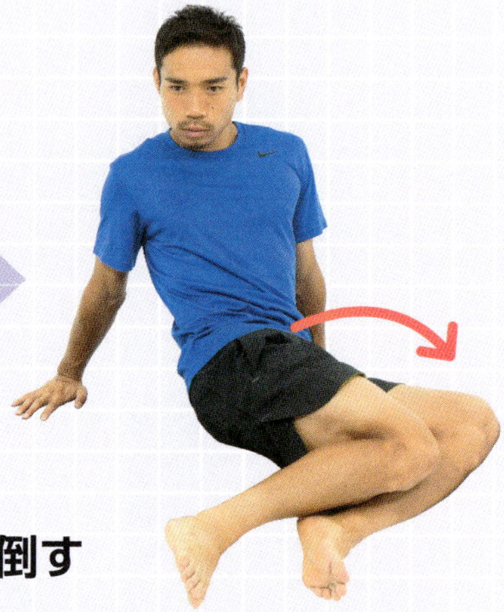

**力を抜いて
ヒザを左右に倒す**

## 漸進的筋《ぜんしんてききん》弛《し》緩法《かんほう》

仰向けで全身に6～7割の力を入れて5秒キープし、一気に脱力させて30秒ほど全身を緩めます。

**1 全身に力を入れる** 5秒

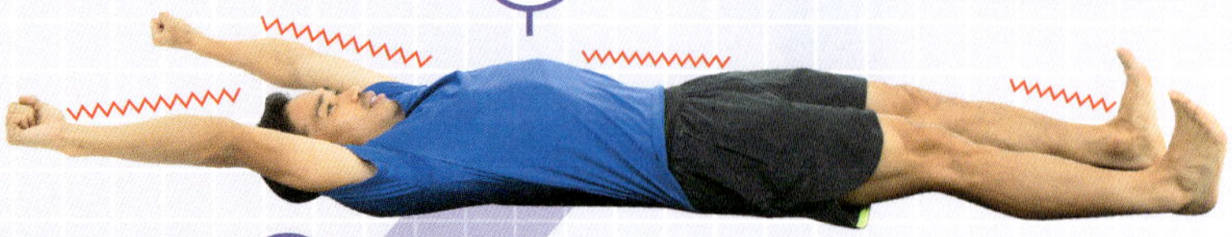

**2 一気に脱力する** 30秒

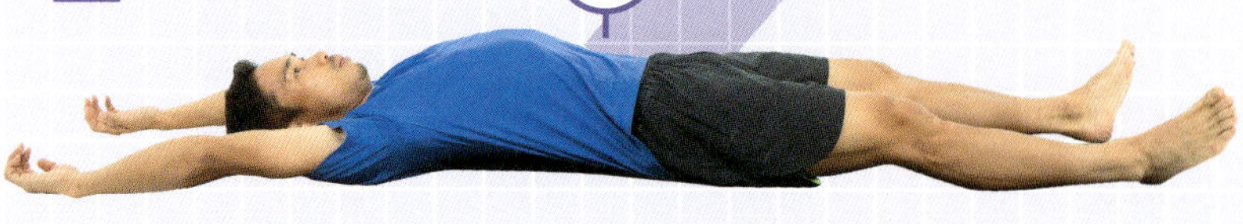

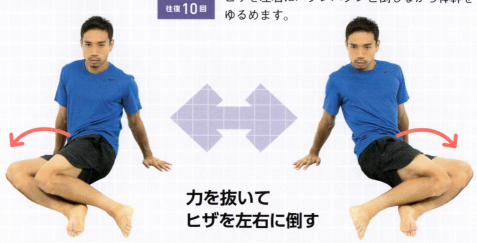

ツール

# TAIKAN YOGA BALLでさらに鍛える！

**ここまで紹介してきた「ヨガ」「体幹」「脱力」のメソッドを「TAIKAN YOGA BALL」を使って行うことで全身のバランス力が高まり、さらなる効果アップにつながります。**

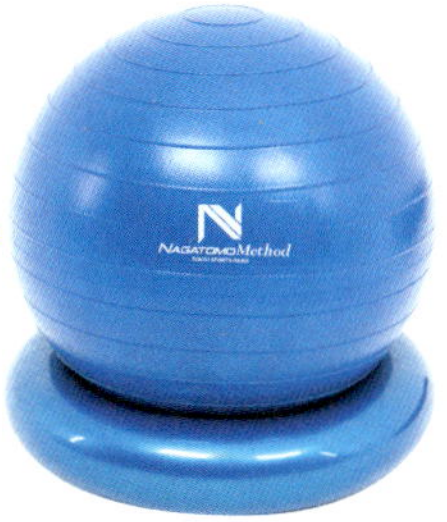

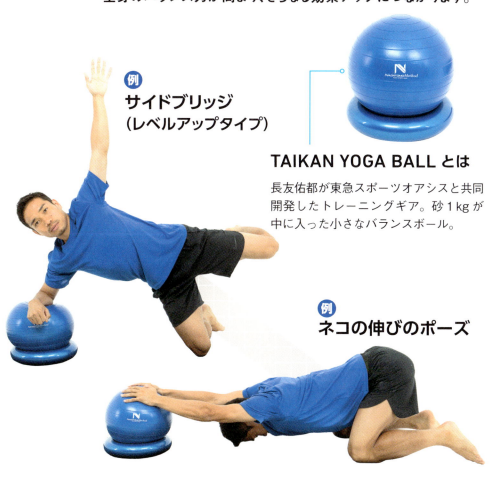

例

## サイドブリッジ（レベルアップタイプ）

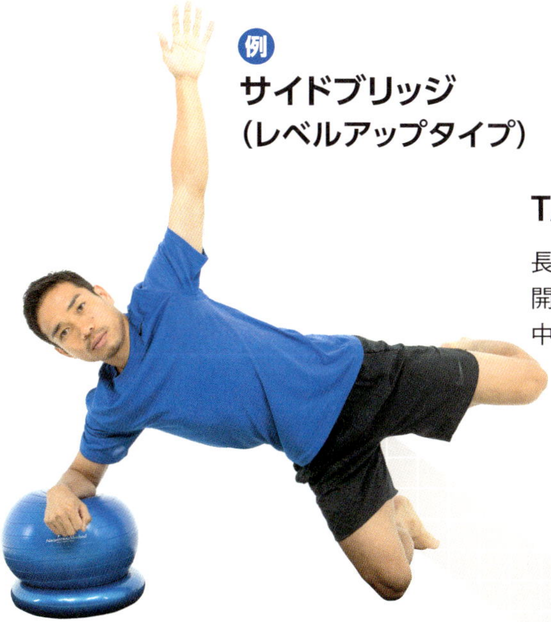

## TAIKAN YOGA BALL とは

長友佑都が東急スポーツオアシスと共同開発したトレーニングギア。砂1kgが中に入った小さなバランスボール。

例

## ネコの伸びのポーズ

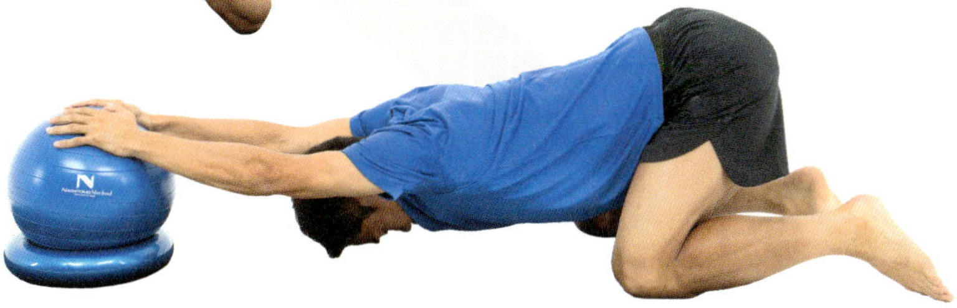

**商品情報**

**TAIKAN YOGA BALL**

固定リング付き ／ 約1kgの荷重（砂）入り ／ 耐荷重400g ／ 直径約30cmのコンパクトサイズ

価格 5,940円（税込）

URL http://www.sportsoasis.co.jp/nagatomo_method/

# おわりに

皆さん、ヨガ友はいかがでしたか？

もし上手にできなくても安心してください。僕も初めはそうだったんですから。

完璧にできる必要はないので、人生と同じように少しずつクリアしていきましょう。

そう、僕はもちろん、誰でも人生はたった一度だけ。

ですから、僕が大切にしているのは、

自分が本当にやりたいことや目指すべきことを、見極めることです。

それがはっきりすると、周囲の雑音は一切気にならなくなり、

目標に向かってまっすぐに続く道が現れます。

ヨガ友の瞑想は、脇にそれる横道を消して、目標までまっすぐに導いてくれるでしょう。

さらに、その道を走り続ける体力も、ヨガ友がサポートしてくれます。

きっとヨガ友は、良き「友」としてあなたの人生の伴走をしてくれるはずです。

ヨガ友をきっかけに、皆さんが目標や夢を実現する日を、心から願っています！

２０１６年11月　長友佑都

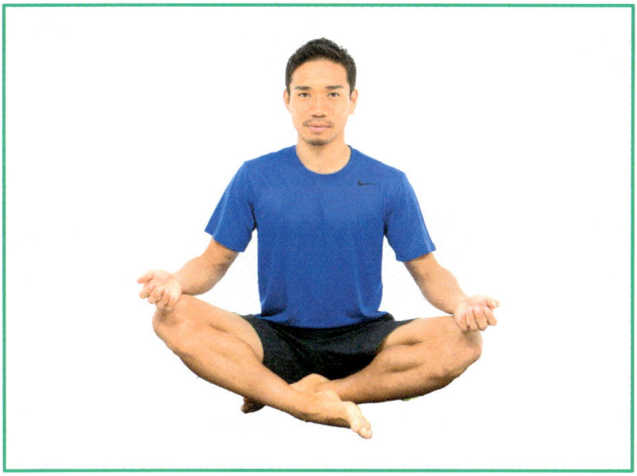

## 著者　長《なが》友《とも》佑《ゆう》都《と》

1986 年愛媛県生まれ。東福岡高校、明治大学のサッカー部を経て、2008 年にFC 東京でプロデビュー。同年５月には日本代表に初招集され、８月の北京オリンピックにも出場。2010 年の南アフリカ W 杯では全４試合にフル出場を果たし、同年７月には、AC チェゼーナへの移籍が決まり、わずかプロ３年目で世界一の強豪チームがひしめくイタリア・セリエ A でプレーすることに。半年後の 2011 年１月、現在の所属チームであるイタリアの超名門サッカークラブ、インテル・ミラノに入団。背番号は 55。2014 年―2015 年のシーズンには副キャプテンに任命されるなど、チームの中心選手に。爆発的なスピードと強靭なフィジカル、闘志あふれるプレーでチームを牽引している。2014 年、ブラジルで開催されたW杯でも、日本代表としてリーグ戦全試合にフル出場を果たす。その後、肩の故障をきっかけにヨガを習得。柔軟性を上げてパフォーマンスを向上させると同時に、瞑想によりメンタルの強さにもさらに磨きをかけ、2015 年―2016 年のシーズンでは世界一競争の激しいチーム内でスタメンを奪取。その生きざまや自身のトレーニング方法が、幅広い世代に圧倒的な支持を得ている。著書に『日本男児』（ポプラ社）、『長友佑都体幹トレーニング 20』（KK ベストセラーズ）など。

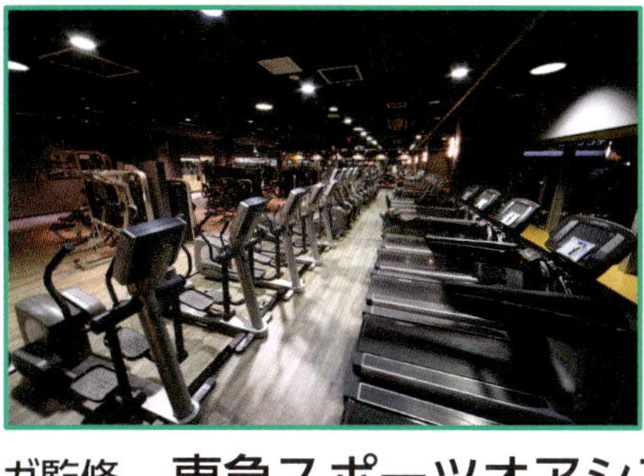

## ヨガ監修　東急スポーツオアシス

関東・近畿を中心として全国展開する会員制のフィットネスジム＆スポーツクラブ。フィットネスやヨガ、スイミングなどはもちろん、中高年向けのスローエクササイズや女性向けの美容系エステ・ボディケアと幅広く実施。長友佑都と共同開発した本書 **PART 5** の「**NAGATOMO Method**」プログラムも受講できる。

# 長友佑都のヨガ友《トモ》

## ココロとカラダを変える新感覚トレーニング

発行日　2016年12月23日　第1刷発行

著　者　長友佑都

発行者　土井尚道
発行所　株式会社 飛鳥新社
〒101-0003
東京都千代田区一ツ橋2-4-3 光文恒産ビル
電話　03-3263-7770（営業）　03-3263-7773（編集）
http://www.asukashinsha.co.jp

協力　オフィス長友、Cuore
ヨガ監修　東急スポーツオアシス（矢作亜紀子・竹口正範ほか）
ヨガ協力　小野真嗣
撮影　高橋在
メイク　梅津恵理
映像・DVD制作　福島直樹、勝呂佳正、西堂慶、成川隼弥、土田一平、林日菜子、浜田啓明（フラッグ）
カバーデザイン　渡邊民人（TYPEFACE）
本文デザイン　清水真理子（TYPEFACE）
編集協力　大畠利恵、渡邊有祐（フィグインク）、千秋広太郎（シーザスターズ）
校正　円水社
印刷・製本　中央精版印刷株式会社


ISBN 978-4-86410-527-9



編集担当　三宅隆史